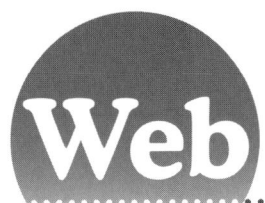Webで見つける役立ちサイト

医科学フリーソフト2

共著 諏訪邦夫・尾崎 眞

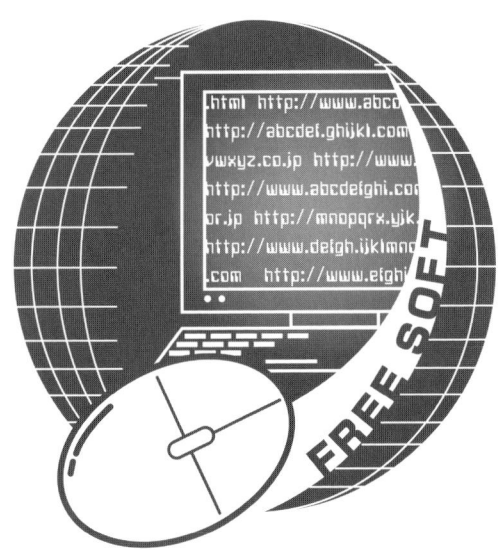

克誠堂出版株式会社

■本書に記載された内容に関して，操作などのサポートは一切行っていません．本書を使用して発生したいかなる損害にも著者（作者）および克誠堂出版は責任を負わないものとします（各自の責任でご使用をお願いします）．
■本書の内容を許可なくその一部または全部を転載，改編，転用して使用することを一切禁じます．
■本書中のシステム，製品名，ソフトウェア名等は各社の商標および登録商標です．
■本書に記載のURL，製品名などは2006年4月現在のものです．これらは変更される可能性がありますが，その際にはご容赦ください．

はじめに

本書は，医学と麻酔学関係のソフトウェアを中心に，フリーソフトウェアを集めて解説したものです．

インターネットの世界は膨大に広がり，誰もその全景を伺うことはできません．そこに少しでも道標となるようなものを作りたいというのが本書の狙いです．

私たちは，今から10年ほど前に私たち自身が中心になって行ってきた日本麻酔（科）学会ソフトウェアコンテストの成果を基礎にして，『医科学フリーソフト』という本をまとめてCD-ROMをつけて出版しました．簡単に言えば，その改訂版を作りたいというのが本音ですが，実のところはこの10年間のパソコンとインターネットの環境の変化が大きくて，「改訂」は不可能なことはすぐわかります．たとえば，ソフトウェアが急速に巨大になって，付録としてたとえ容量の大きなDVDを使用しても，そこに納まりようがありません．

それでも解説は有用なので，今回の企画では「紹介と解説」に限定して，実物は読者の方々がご自分でアクセスして頂く方針にしました．

態度が変わった点がいくつかあります．旧版では「ソフトウェア」が中心でしたが，今回のものではソフトウェア「だけ」にこだわらずに，データも含めています．インターネットには，各種の「データ」がいろいろに掲示されているのに，案外知られていないという印象を抱いているからです．

これに関連して，メーリングアドレスと有料のソフトウェアをいずれも少数ずつ含めました．優れたものは数限りなくありますが，中で「無視するに忍びない」というものだけ少数選びました．

「電子情報は変転が激しい」というのが定説ですが，インターネットが確立普及してある程度は淘汰が進んだ故か，案外寿命が永いという印象を受ける経験をするようになりました．本書で紹介するものが永い寿命を保って本書が役立って欲しいと期待します．

本書の基礎になっているソフトウェアコンテストは，応募者を含めて各方面の多数の方々の支持で成立しています．この点は，インターネットの世界自体にも言えます．本書に紹介させて頂いた，優れたフリーソフトウェアやデータ集を公開してアクセスを許して下さっている方々に謝意を表明します．

最後に，今回の企画に賛同頂き，仕事を進めて下さった克誠堂出版の今井良社長をはじめとする社員ご一同，特に本書の成立に直接お骨折り頂いた青野幸浩氏に御礼申し上げます．

2006年春

諏訪邦夫
尾崎　眞

目 次

1. 医療の解説（一般向け）
麻酔とは何かを説明するビデオソフトウェア ……………………… 2
マルチメディアによる麻酔説明システム ……………………… 4

2. トレーニング及び実用
内容豊かな経食道心エコートレーニングソフト ……………………… 6
「針刺し事故」時に，対応すべき手順と作成の必要な書類を示す ……… 8
名作「麻酔メモ：麻酔と救急のために」の電子版 ……………………… 9
Newバッチリ気管支鏡 1.24 ……………………… 10

3. 薬物動態
薬物動態シミュレーションソフト：実用と遊びと ……………………… 12
Palmで使う静脈麻酔薬のファーマコキネティクス用ソフトウェア …… 14

4. 医療と医学の計算と記録
Siggaard-Andersen氏による「血液ガス万能計算ソフト」 ……………… 16
TOPIC!：最近みつけたおもしろいサイト ……………………… 19
脳波の解析ソフトウェア：バイスペクトルも分析する ……………… 20

5. シミュレータ
英文解説：シミュレータとシミュレーション ……………………… 22
麻酔器と麻酔回路のシミュレーションソフト ……………………… 24
一人で行なう心肺蘇生法をマスターできます ……………………… 26
心電図のシミュレータ：数ある中の代表格 ……………………… 27
頭痛のすべてを学びたい人に ……………………… 28

6. データベースと手術室利用
学会が標準として採用している麻酔台帳 ……………………… 30
自動麻酔記録を行うソフトウェア ……………………… 31
超強力な仮名漢字変換用医学辞書 ……………………… 32
文献をエクスプローラ風にみやすく ……………………… 34
文献整理用のソフトウェア ……………………… 36
文献データ整理ソフトウェア ……………………… 37

7. 汎用ソフトウェア（医学以外）
アナログ音をパソコンに録音するソフトウェア ……………………… 38
圧縮されたデータを解凍するソフト LHASA ……………………… 40
PDFファイルとそれを読む方法 ……………………… 42

目次

8. メーリングリスト
- 麻酔の議論を読みたい人はどうぞ …………………………………… 44
- 建前の医療と法律から世事万端に …………………………………… 45

9. 有料のソフトウェア
- 秀丸：エディターの名品（有料ですが廉価）………………………… 46
- **コラム**：「エディター」とは？ワープロとの差は？……………… 48
- 本格的な医学のパソコンソフトウェア二つ ………………………… 50

10. 医学・医療一般の各種データ
- 「さぬちゃんのおすすめHP」自身のホームページと
  氏の推薦するホームページと ………………………………………… 52
- 立川ノート：医学全般の電子ノート ………………………………… 54
- がん関係（がんセンター）：さすがにレベルの高いがんの解説 …… 56
- わかりやすい病気のはなし（日本臨床内科医会）…………………… 57
- 生体の化学の解説 ……………………………………………………… 58
- 胃癌治療の権威と内容のあるガイドライン ………………………… 59
- コンピュータを外科にどう利用するかの解説 ……………………… 60
- インターネット医科大学：電子版の医学情報のまとめ …………… 62
- 医学英語語幹辞書：医学英語の語幹を解説 ………………………… 64
- Merck Manual ………………………………………………………… 66

11. 麻酔・集中治療・呼吸管理関係の各種データ
- 麻酔学用語辞書：学会規定版 ………………………………………… 68
- 日本救急医学会用語集：英和和英略語 ……………………………… 70
- 電子版麻酔学教科書 …………………………………………………… 71
- 講義に使うスライド集（西神戸医療センター麻酔科）……………… 72
- Saved Ravonal ………………………………………………………… 74
- 血液ガスと呼吸管理 …………………………………………………… 76
- 麻酔科研修の手引き：勤医協中央病院麻酔科 ……………………… 78
- 踊る麻酔科最前線 ……………………………………………………… 79
- スミルノフ教授公式ウェッブサイト ………………………………… 80
- 人工呼吸療法における安全対策マニュアル ………………………… 82
- 慢性呼吸不全の非侵襲的換気療法ガイドライン …………………… 84
- 麻酔博物館 ……………………………………………………………… 85

12. 麻酔・集中治療・呼吸管理・循環関係のデータ（英語・英文）
- 麻酔学教科書 Virtual Anaesthesia Textbook ……………………… 86
- ATS：アメリカ胸部疾患学会ホームページ ………………………… 88
- ARDSコンフェレンス報告と総説 …………………………………… 90

目 次

麻酔の歴史のパワーポイントファイル ……………………………… 92
心臓麻酔の歴史 …………………………………………………………… 94
「木の肺」 …………………………………………………………………… 96
ATSの慢性閉塞性肺疾患の本 ………………………………………… 97
ATSの特発性肺線維症のスライド …………………………………… 98
AHA：アメリカ心臓学会ホームページ ……………………………… 100

13. 医学・医療一般（英語・英文）

医療情報の電子図書館：Virtual Hospital ………………………… 102
生理学教科書 ……………………………………………………………… 104
生理学会・生化学会・FASEB ………………………………………… 106
酸塩基平衡の全般をカバーする ……………………………………… 108
インパクトファクターとCitation Index …………………………… 110
Retrospectroscope ……………………………………………………… 112
ノーベル賞 ………………………………………………………………… 114
肥満の考察と治療：NIHのガイドライン ………………………… 116
無料アクセス雑誌と論文のリスト …………………………………… 118

14. 医学以外の一般的なもの

統計学ノート：日本語 …………………………………………………… 120
統計学：英語 ……………………………………………………………… 122
「無作為割付支援ソフトウェア」 ……………………………………… 124
物理学 ……………………………………………………………………… 126
ハーバードとMITの人体科学ホームページ教科内容 …………… 128
算術・数学のお遊びソフトウェア …………………………………… 130
各種英語試験の公表ホームページ …………………………………… 132
法律関係：六法・医師や医療に関係する法律 …………………… 134
人名辞典（人名録キーパーソン：現代） …………………………… 136
オンライン人名辞典（歴史も含む） ………………………………… 138
フリーソフトウェアの基礎と考え方の紹介 ……………………… 140
青空文庫 …………………………………………………………………… 142
Project Gutenberg ……………………………………………………… 144
英語の朗読と演説のファイル ………………………………………… 146

Webで見つける
役立ちサイト
─医科学フリーソフト2─

医療の解説（一般向け）	**1**
トレーニング及び実用	**2**
薬物動態	**3**
医療と医学の計算と記録	**4**
シミュレータ	**5**
データベースと手術室利用	**6**
汎用ソフトウェア（医学以外）	**7**
メーリングリスト	**8**
有料のソフトウェア	**9**
医学・医療一般の各種データ	**10**
麻酔・集中治療・呼吸管理関係の各種データ	**11**
麻酔・集中治療・呼吸管理・循環関係のデータ(英語・英文)	**12**
医学・医療一般（英語・英文）	**13**
医学以外の一般的なもの	**14**

医療の解説
（一般向け）

麻酔とは何かを説明するビデオソフトウェア

名　　　前：個別対応麻酔説明ビデオソフトウェア（JMovie）version1.1
著作権者：讃岐美智義
所在URL：http://msanuki.com/pub/
ダウンロードするファイル名：Jmovie2.lzh,001SVM.mov,002SVM.mov, 003SVM.mov
動作環境：Mac版とWindows版があります．Quick timeが必須．
動作確認（機種，OS）：Windows-XP
行うこと：「麻酔とは何か」を一般の方々に説明する．術前，術中，術後の3部に分かれています．
解凍方法：Jmovie2.lzhは動画再生ファイルでLHAで解凍．EXEのものは単純に「実行」で解凍．001SVM.movが術前，002SVM.movが術中，003SVM.movが術後に対応します．

使 用 方 法　動画再生ファイルを解凍したものと，実際の動画データを同じフォルダに入れて再生していきます．

使 い 道　一般の方々，特にこれから麻酔と手術をうける方々にお見せして「麻酔とは何か」のイメージをもって頂く目的で使うもので，簡単で要領のよい優秀な内容です．

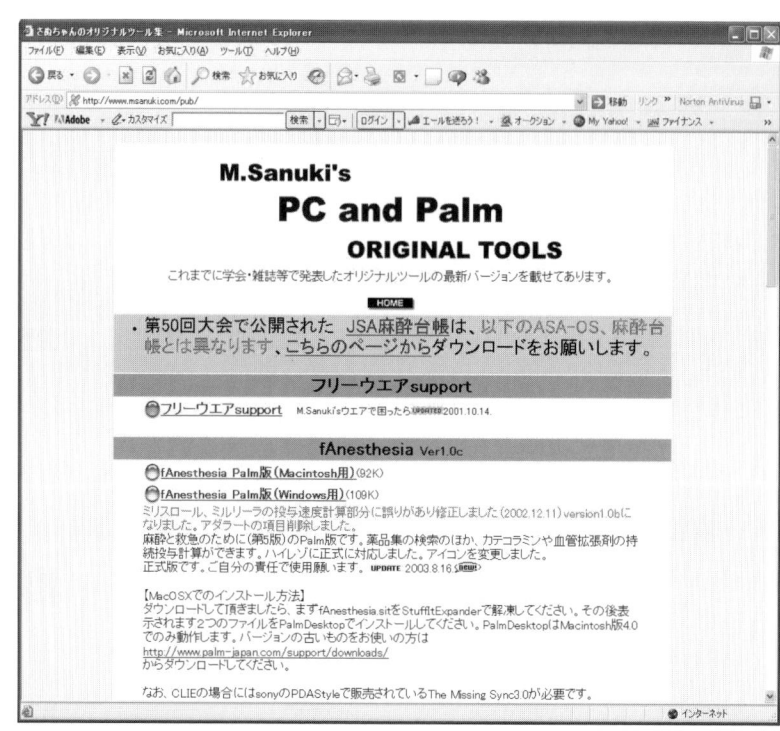

利点とコメント

1) 麻酔の基本をしっかりとおさえた優れたビデオです．声の解説はアマチュアの方が担当されているようですが，プロのアナウンサーかと思えるくらい見事だと感心しました．
2) 一つだけ気づいたのは，作成時期との関係から仕方がないのですが，看護師に対して，古い用語である「看護婦」を使用しています．もしかすると，看護師の方が気にされるかもしれません．テキストファイルとちがって，音声を入れなおすのは大変でしょうが，機会があったら修正をお願いします．
3) 讃岐美智義先生は本書にも数多く登場する，ご自分でもソフトウェアを作成すると同時に，パソコン関係の問題をいろいろと紹介したり発言し，書籍も多数発表されている大変な能力の持ち主です．

(諏訪邦夫)

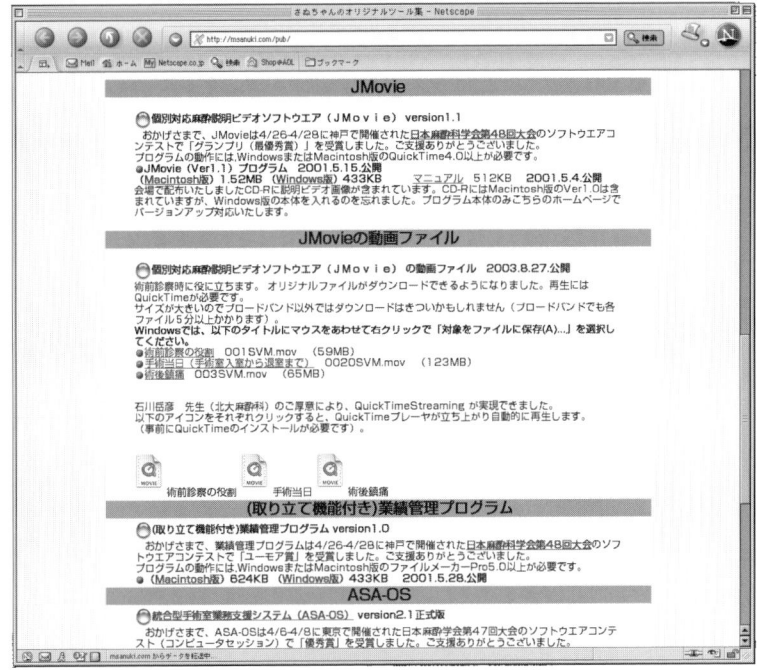

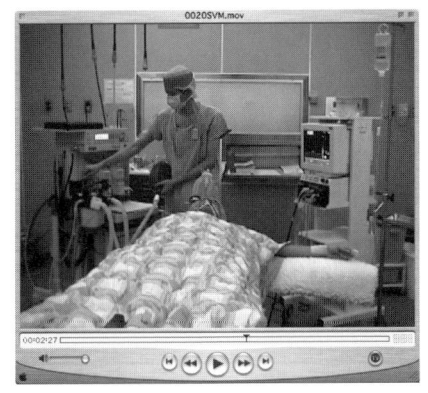

医療の解説
(一般向け)

マルチメディアによる麻酔説明システム

名　　　前：Webで見る麻酔ホームページ
著作権者：内田　整
所在URL：http://www.ne.jp/asahi/mori/takahiko/uaw/index.html
ダウンロードするファイル名：全体をダウンロードすることはできないようで，普通にリンクで開いていきます．本来は，「マルチメディアによる麻酔説明」というソフトウェアでしたが，それをhtml化してすべてインターネットの画面処理で済ますようにしたものです．
動作環境と動作確認（機種，OS）：インターネットブラウザ使用
行うこと：麻酔とはどういうものかを説明しています．
解凍方法：解凍不要

使用方法	上記URLへアクセスし，後はその頁を眺めたり，他の頁へ跳んだりできます．
備考1	作成は国立循環器病センターですが，それを上記の「森隆比古の頁」で公開しています．
使い道	麻酔の説明を麻酔科医以外の方々，一般の方々に説明しています．

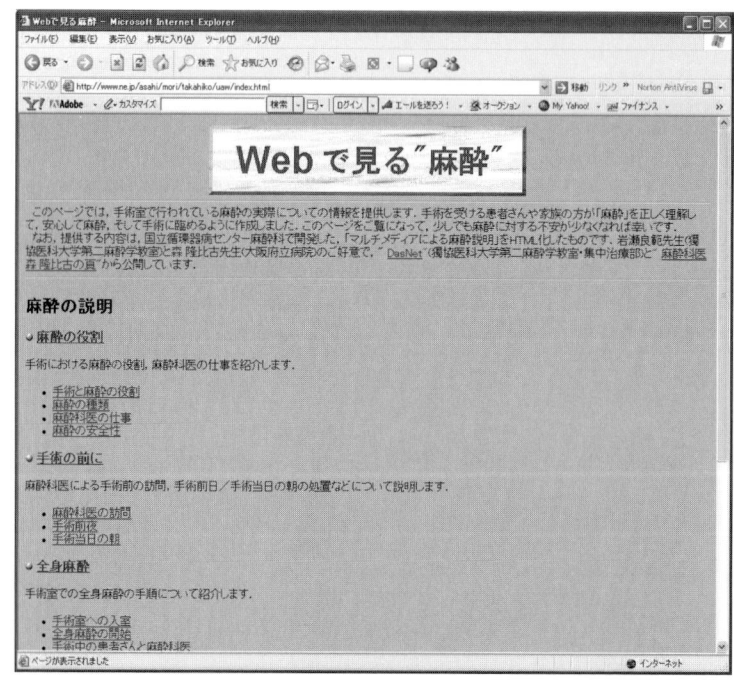

利点とコメント | これはこれでけっこうですが，本来のソフトウェアの形式でダウンロードする方法はないのでしょうか？　そちらを希望する方もいらっしゃるかもしれませんので，それを紹介しておいて頂きたいと感じました．

(諏訪邦夫)

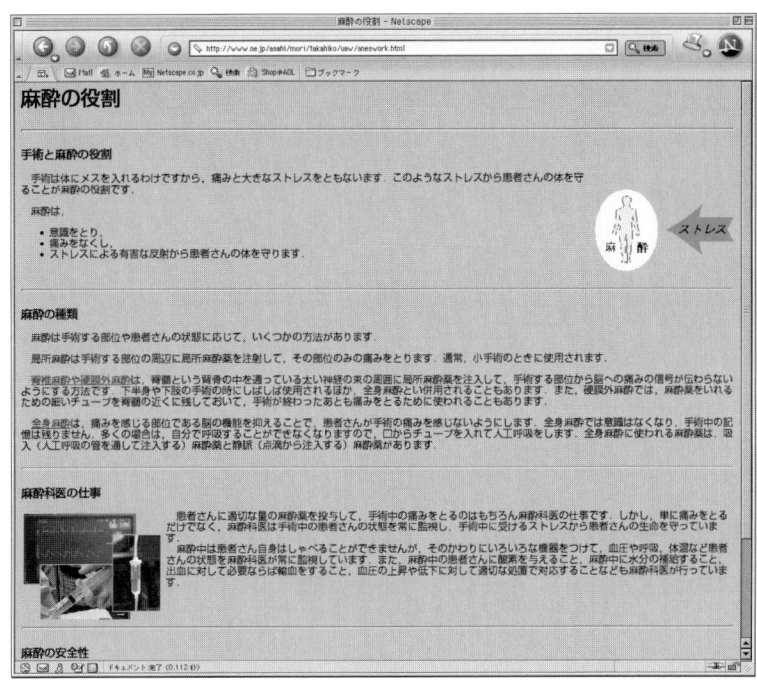

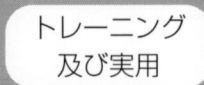

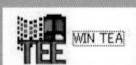

内容豊かな経食道心エコートレーニングソフト

名　　　前：経食道心エコートレーニングソフト Win Tea
著作権者：西田雄大
所在 URL：http://www.monitorworld.jp/monitor/free/2000/main03.html
ダウンロードするファイル名：Wintea.lzh サイズが100MB近いので少し時間がかかります．
動作環境：Windows の他，QuickTime が必要．
動作確認（機種，OS）：Windows-XP
行うこと：経食道心エコートレーニング
解凍方法：LHA あるいは Lhasa を使用して解凍

| 使用方法 | 解凍すればあとはただ使うだけです． |

| 使い方 | 解凍してできたアイコンをクリックすればプログラムが起動します． |

| 使い道 | もちろん経食道心エコーを勉強するのに有用です． |

| 利点とコメント | たいへん見事にできたソフトウェアです．データもかなり大量であり，"Basic（基礎）"，"Power Up（「実力向上」，というところでしょうか）"，"Advanced（上級）"と分かれています．画像と説明の組み合わせも適切で，有用性が高いでしょう．
西田先生は現在は広島在住と理解しています．このソフトウェアは以前は讃岐先生のホームページからみつかりましたが，現在はそちらからはアクセスできません．しかし Monitor World のホームページからダウンロードできます．
私の記憶では，この作品か下の "AppleTea" のいずれかが日本麻酔科学会ソフト |

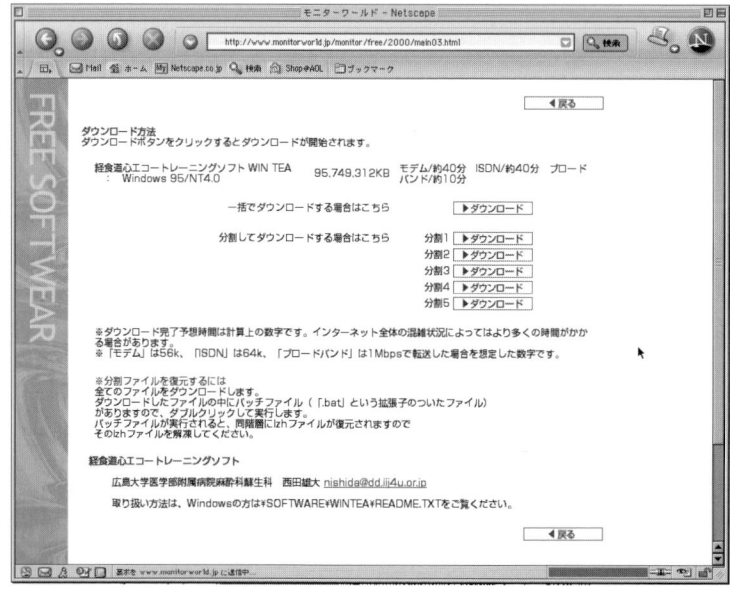

ウェアコンテストでグランプリを受賞しています．
なお，経食道心エコーのトレーニングのためのソフトウェアには，外国製のものや商品もいくつかあるようです．フリーソフトウェアも，探せば他にもあるかもしれません．心エコーを「書籍で学ぶ」ことはもちろん有用ですが，少なくとも本ソフトウェアのように動きのあるものと組み合わせたほうが能率がよいと感じます．

蛇足

類似内容でMacintoshバージョンの"AppleTea"という名前のものもあったはずで，そちらが先行して完成していると私は記憶していますが，どうしても見つかりませんでした．どちらのバージョンにも，"Tea"と名づけているのは作者がお茶か紅茶を好むのでしょうか．

（諏訪邦夫）

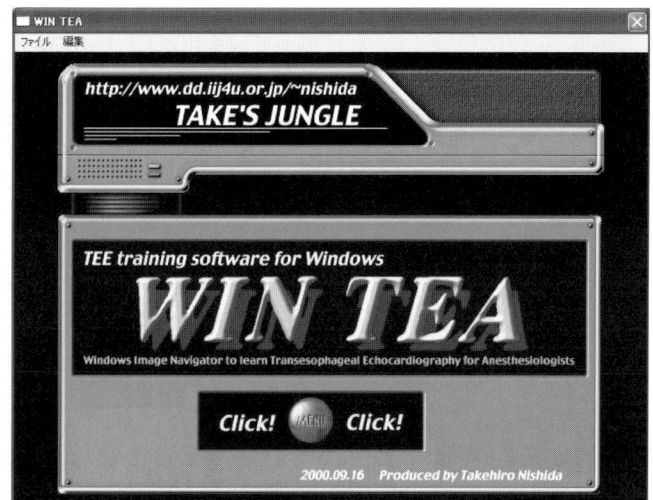

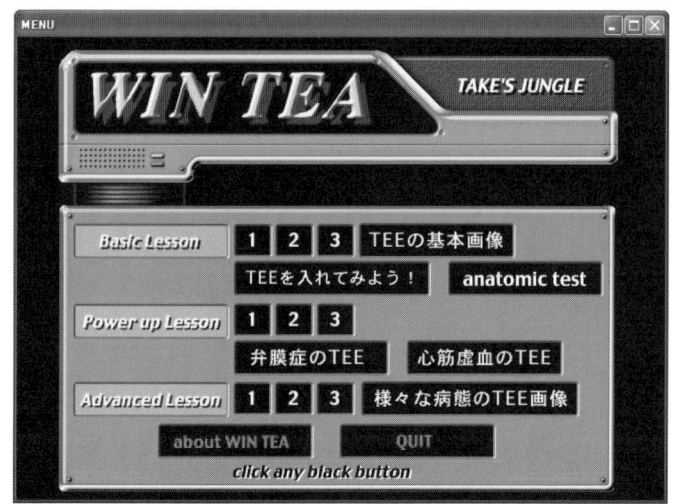

> トレーニング
> 及び実用

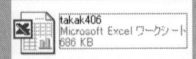

「針刺し事故」時に，対応すべき手順と作成の必要な書類を示す

名　　　前：HIV針刺し対応ソフトウェア
著作権者：高桑良平
所在URL：http://www.monitorworld.jp/monitor/free/2004/main01.html
ダウンロードするファイル名：takak406.lzh
動作環境：Windows
動作確認（機種，OS）：Windows–XP と Office–XP
行うこと：針刺し事故の際に，対応すべき各種の書類などをすべて準備します．
解凍方法：LHAで解凍

使用方法	解凍するとエクセルファイルができます．これにはマクロが埋め込んであるので，そのまま動かします．
備考1	高桑先生の連絡先は　QZR00175@nifty.ne.jp
使い方	現場で．
使い道	針刺し事故の際にはいろいろな問題がありますが，特にHIV感染の危険性がある場合は深刻です．その際の対応と必要な書類など作成の筋道を，パソコンのプログラムで実現したもので，実用性が高いと感じます．
利点とコメント	「マクロを無効にする」という指定が必要な場合があるようです．それでも動きます． 　作者の高桑先生の指定の頁（http://www2.justnet.ne.jp/~ryohei/）はみつかりませんが，上記のMonitor Worldの頁に同じソフトウェアが保管されていて，そこからダウンロードして使えます．

（諏訪邦夫）

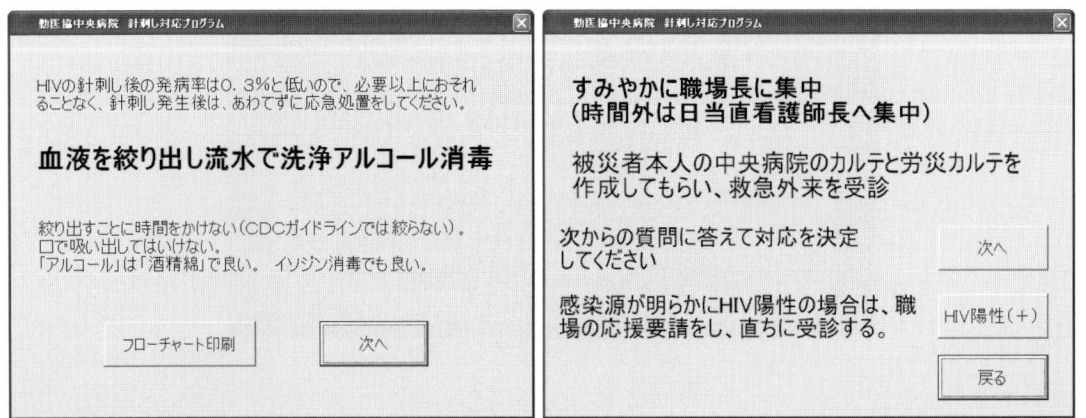

トレーニング及び実用

名作「麻酔メモ：麻酔と救急のために」の電子版

名　　　前：fAnesthesia Ver1.0c
著作権者：讃岐美智義
所在URL：http://msanuki.com/pub/
ダウンロードするファイル名：fAnesthesia.lzh（Windows版）およびfAnesthesia.sit（Mac版）
動作環境：WindowsとMacintoshに対応
動作確認（機種，OS）：解凍まではWindows–XPで確認
行うこと：名作「麻酔と救急のために」を電子化したPalm版です．
解凍方法：それぞれのパソコンに対応した解凍法で解凍．あとは，作者の指示にしたがって組み込んでください．

使い道

現場で参照するのに便利．テキストベースなので，ファイルの分量が小さいのに情報は豊かです．圧縮状態で110KB，解凍して260KBくらいです．

利点とコメント

1) 元になっている書籍版は名作として麻酔臨床の場では大変なベストセラーで，少なくとも5万部，多く言う人は20万部と評価しています．実部数は不明としても，「学生や研修医や現場で使われる麻酔の本の最上位クラス」であることは間違いありません．
2) このソフトウェア自体をふつうのパソコンで使う方法もあるのかもしれませんが，公開されているものは一応"Palm版"です．ただし，蛇足に書くようにPDF版はパソコンで使えます．
3) 私自身はPalm愛用者ではありません．老眼なので小さい画面が苦手という単純な理由です．このソフトウェアは基本的にテキストベースで速度も速く，メモリの消費も少ないので使いやすく，愛用者が多いと認識しています．作者の讃岐美智義先生は多数のフリーソフトウェアを公開されていますが，その中でダウンロード数がトップの由．

蛇　　　足

1) 書籍をPDF形式にしたものも公開されていて，こちらはパソコンで使えるので私はそちらを便利に使っています．（http://msanuki.jp/mt/）これは一応キーワードを要求していますが，すでにヒントが画面に出ており，有名な麻酔薬の英文つづりを入れると通過できます．ただし，その後も本を読もうとするたびにパスワードを入れる必要があります．推測ですが，出版社に遠慮したのでしょうか．
2) 作者についてはコメントは不要でしょうが，公開されている作品はどれも完成度が高い点と，ほとんどすべてに「Mac版とWindows版の両方がある」点に感心させられます．

（諏訪邦夫）

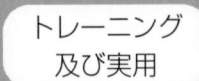

トレーニング
及び実用

new バッチリ気管支鏡 1.24

名　　　前：new バッチリ気管支鏡 1.24
著作権者：大森久紀
所在 URL:www.vector.co.jp/soft/mac/business/se189662.html
ダウンロードするファイル名：BBFHC.1.24.lzh.bin
動作環境：MacOS
動作確認（機種，OS）：Mac, MacOS で動作確認，動作に必要なフリーソフト HyperCard2.1 以上
行うこと：気管支の解剖と気管支鏡の基本的操作をゲーム形式で楽しく学習するためのハイパーカードスタック．
解凍方法：BBFHC.1.24.lzh.bin はハイパーカードファイルで MacLHA で解凍．（MacLHA は，www.vector.co.jp/soft/mac/util/se032737.html 参照のこと）

使 用 方 法

ハイパーカードという紙芝居形式のスタックソフトが Mac に付属していたころに作られたソフトで，スタックウェアなどと呼ばれていました．紙芝居の紙のめくり方や紙をめくるボタンを簡単に仕組めたので，プログラミングに不慣れな医療従事者でも自分のノウハウを簡単に発信できるツールでした．ただ現在では，ハイパーカードが Mac に付属していませんので，これを動かすためには，Hyper-

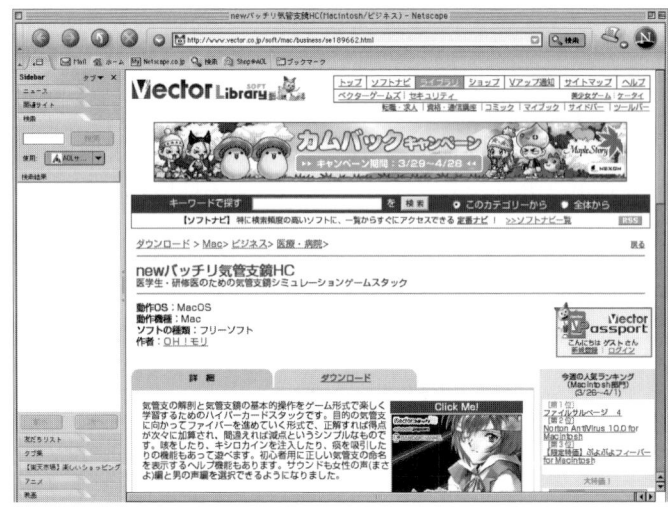

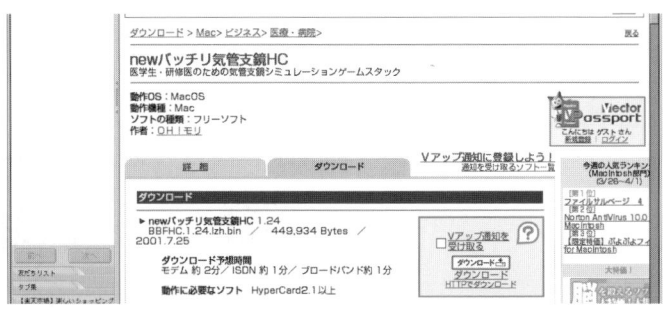

Cardplayerというツールが必要です．このツールはAppleのサポートセクションからも落とせますが，むしろ，www.versiontracker.com/dyn/moreinfo/macos/339からの方が直接的にApple HyperCard Player–2.4.1がダウンロードできます．これをおいておけば，ばっちり気管支鏡やその他のハイパーカードで作られたスタックウェアが動きます．

利点とコメント

目的の気管支に向かってファイバーをマウスをクリックして進めていく形式で，正解すれば得点が次々に加算され，間違えれば減点というシンプルなものです．咳をしたり，キシロカインを注入したり，痰を吸引したりの機能もあって遊べます．初心者用に正しい気管支の命名を表示するヘルプ機能もあり，研修医にも学生にも勉強になります．サウンドも女性の声(まさよ)編と男の声編を選択でき遊び心もあります．　欠点は，ハイパーカードという数年前のソフトで作られている事で，そのためにわざわざ動かすためのHyperCard Playerが必要になる事でしょうか．ただ，現場の医療従事者がそのまま，後輩に教えていくような感覚で気管支鏡の知識やコツが詰まっている事は捨てきれない魅力があります．これに類似したツールが最新の環境下でもあると良いのですが．

同じ大森先生の作品でバッチリ胸部CT縦隔編 1.01というのもありますが，これは，このバッチリ気管支鏡の姉妹編で，胸部CTによる縦隔の解剖を実際のCT写真で学習するためのゲームスタックです．
所在URL：www.vector.co.jp/soft/mac/business/se189731.html?y

（尾崎　眞）

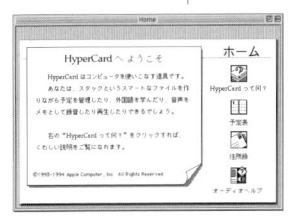
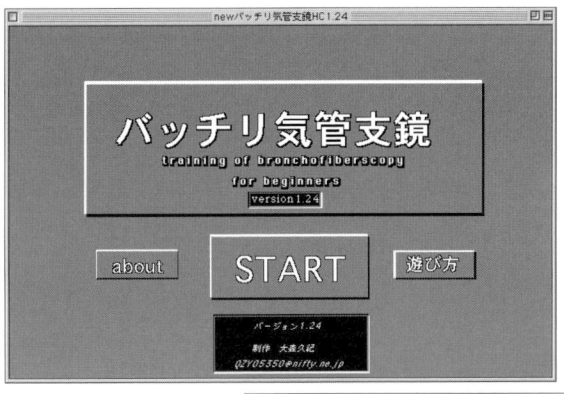
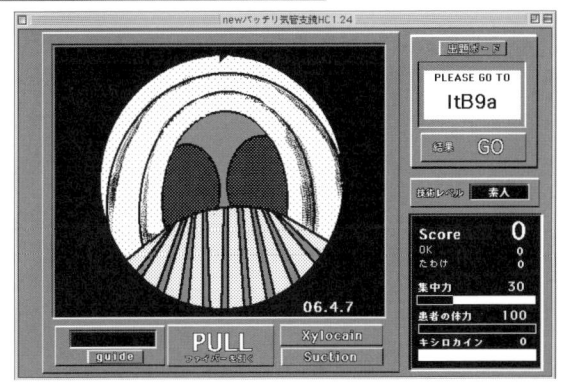

薬物動態

薬物動態シミュレーションソフト：実用と遊びと

名　　前：BeConSim（薬物動態シミュレーションソフト）for Windows
著作権者：増井健一
所在URL：http://www.masuinet.com/
上記から"TCI"という箇所へ移動する．（TCI:target-controlled infusion）
ダウンロードするファイル名：BeConSim4389.exe
動作環境：Windows
動作確認（機種，OS）：Windows-XP
行うこと：薬物のファーマコキネティクスの計算
解凍方法：LHAの自動解凍

使用方法	上記ファイルを自動解凍すると"はじめに.txt"と"BeConSim.msi"ができます．後者を起動すると，ソフトウェアがインストールされ，使えるようになります．登録しない状態では「試用版」
備考1	機能をすべて使うには登録が必要で，登録しないと機能制限があると書いてあります．
使い方	ボラス投与と連続投与のモードがあって，それを組み合わせて実験できます．
使い道	シミュレーションで学習に絶好．
利点とコメント	試用版では5分しかシミュレーションできません．ちょっと残念です．もう少し長くしてくださればよいのに．私はいろいろなところで主張していますが，ソフトウェアは「遊びにも使いたい」もので，本ソフトウェアはそのようにも使えるので，「真面目な研究は遠慮したい」人にも使えるようにしてください．　　これと姉妹関係に"BeConSim Monitoring for Windows"と"BeConSim Fentanyl（薬物動態シミュレーションソフト）for Windows"があります．前者は，ポンプにつながずにシミュレーターで遊ぶもの，後者は薬物としてフェンタニルを使うものです．

（諏訪邦夫）

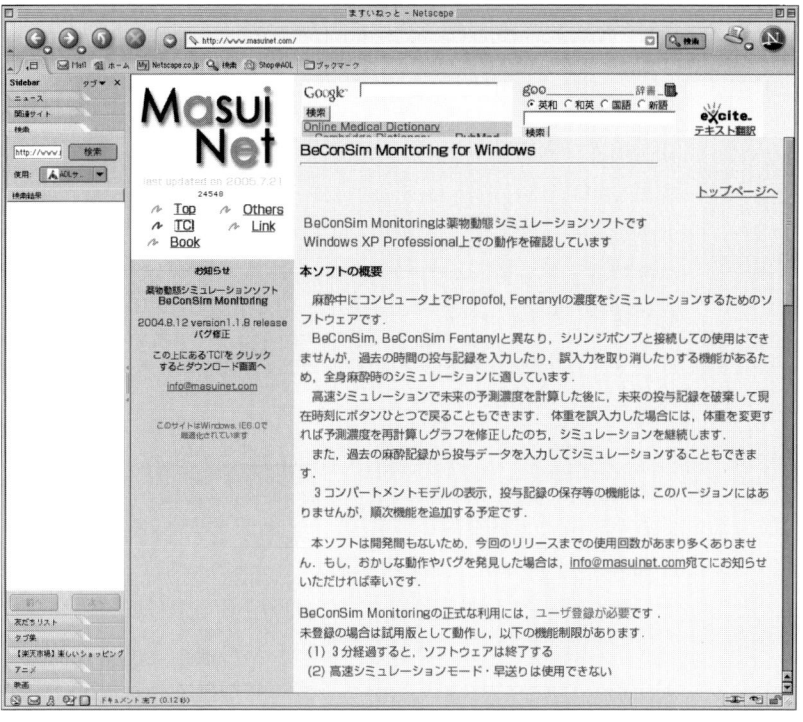

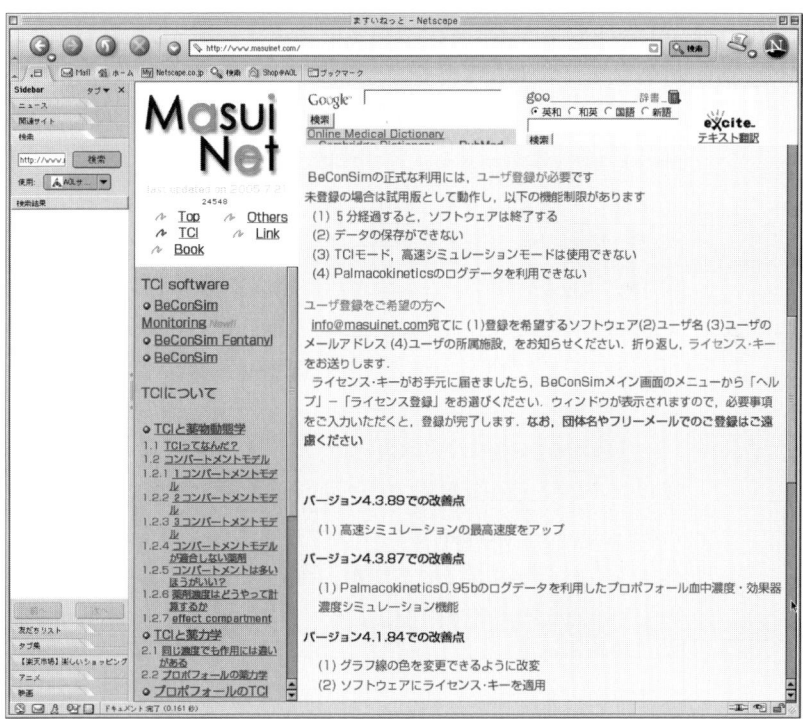

薬物動態

Palmで使う静脈麻酔薬のファーマコキネティクス用ソフトウェア

名　　前：Palmacokinetics（この名前は洒落です．誤植ではありません．）
著作権者：内田整
所在URL： http://homepage1.nifty.com/o-uchida/palmacokinetics/
ダウンロードするファイル名：pmpk098.exe など
動作環境：Windows 用と Macintosh 用があります．
動作確認（機種，OS）：
行うこと：静脈麻酔薬のファーマコキネティクスの分析
解凍方法：LHA の自動解凍

| 使用方法 | 作者の言葉を一部再掲します．
「Palmacokinetics は，Palm を使用して pharmacokinetics（薬物動態）シミュレーションを行うソフトウェアです．静脈麻酔薬を適切に使用するためには，投与された麻酔薬の量から患者さんの血液中や効果部位（通常，脳）の濃度を予測することが重要です．このような濃度予測には微分方程式を解く必要があるので，電卓ではちょっと計算が大変です．Windows や Mac で動作する優れたシミュレーションソフトがありますが，手術室にパソコンを持ち込んでソフトを動かすことは一般的ではありません．そこで開発したのが Palmacokinetics です．Palmacokinetics は手術室で実際に使用することを想定しています．麻酔薬を投与したときに Palmacokinetics にデータを入力すれば，リアルタイムに血中と効果部位濃度の予測値を見ることができます．使用しないときにスイッチをオフにしても，再度起動すればそれまでのデータを継続してシミュレーションを行います．もちろん，Palm ですから術衣のポケットにいれて手術室に持ち込めます．さぁ，Palmacokinetics で静脈麻酔の達人をめざしましょう．」|

| 備考 1 | これも作者の言葉です．
「4．Palm OS5への対応状況
現在，一部の Palm 互換機では Palm OS 5.x が搭載されていますが，現在のところ，Palmacokinetics は Palm OS 5.x をサポートしていません．Palm OS 5.x でも概ね動作することを確認していますが，作者は Palm OS 5.x で動作する機種を所有していないため，細部まで動作確認をすることができません．Palm OS 5.x の機種ではユーザの責任で Palmacokinetics を使用してください．なお，Palm OS 5.x の場合，起動時に画面が正しく表示されないことがあります．」|

| 利点とコメント | 「使用に関して作者からのお願い」を一部省略して再掲します．内容はきわめて当然で，妥当な事柄と感じます．
「Palmacokinetics が提供する麻酔薬の血中濃度や覚醒時間の予測は，コンパートメントモデルという仮定に基き（中略）実際の患者さんの振る舞いとは必ずしも一

致しません．（中略）同量の静脈麻酔薬を投与しても，血中濃度の個人差が大きい（中略）従って，Palmacokineticsはあくまでも血中濃度の目安として使用し，実際の麻酔薬投与量は患者さんをよく観察して決定してください．（後略）」

蛇足　Monitor Worldでは，掲載した人が洒落がわからなかったようで"Pharmacokinetics"に直ってしまっています．

（諏訪邦夫）

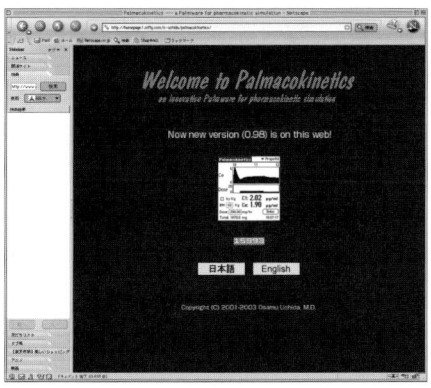

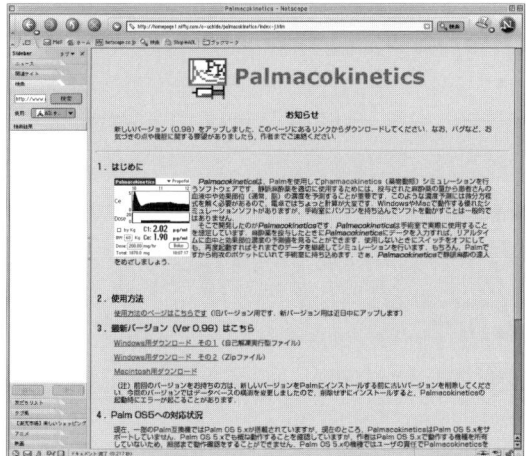

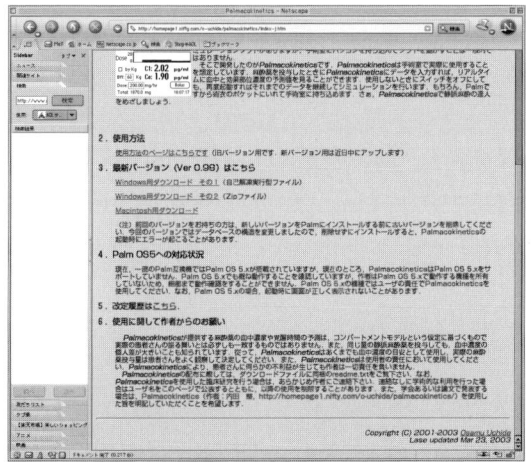

医療と医学の
計算と記録

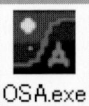

Siggaard-Andersen 氏による「血液ガス万能計算ソフト」

名　　　前：OSA.exe（Oxygen Status Algorithm）
著作権者：Siggaard-Andersen and Mad Siggaard-Andersen
所在URL：http://www.osa.suite.dk/
ダウンロードするファイル名：OSAzip.exe
動作環境：Windows
動作確認（機種，OS）：Windows-XP
行うこと：血液ガスのデータのいくつかを与えると，他のパラメータを計算図示します．
解凍方法：上記URLでOSAzip.exeをダウンロードします．このファイルを実行すると自動解凍します．そうして本来のプログラムである"OSA.exe"の他に，マニュアルと教科書と解説書との三者ができてそれがプログラムのHelpからみられるようになり，同時にキーワードから特定の単語・用語を引くことも可能になります．

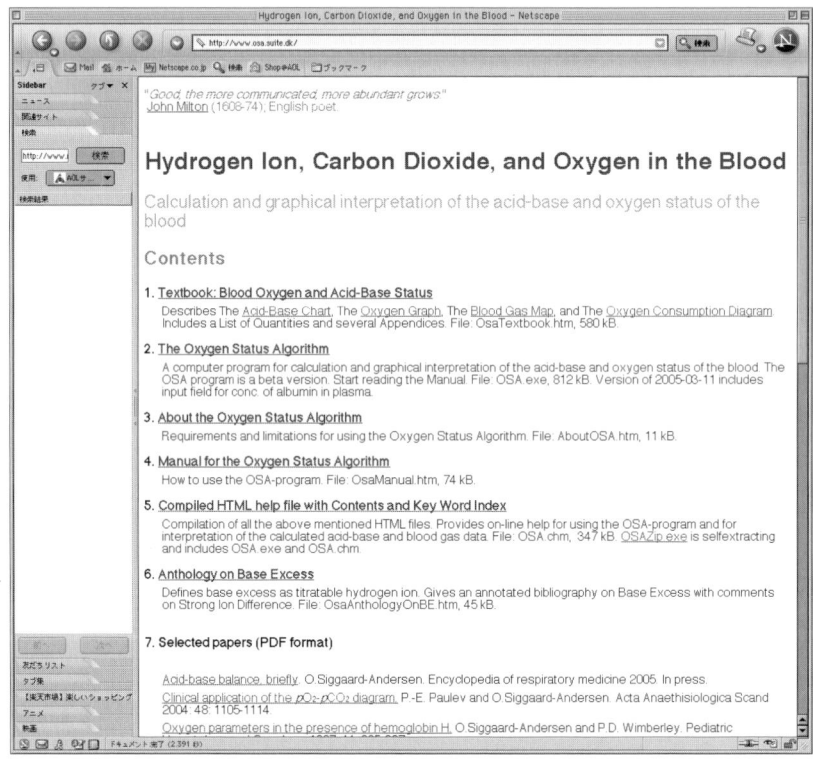

使用方法　　プログラム自体は，血液ガスのデータのいくつかを与えると，他のパラメータを計算し図示するという機能とスタイルです．各パラメータには初期既定値が入っていますが，それで具合の悪いものは自由に書き換えて入力可能です．単位も下に述べるように，なじみのものに変換可能です．書き換えた値を中心にして計算しなおして，各パラメータに自動的に入力しなおしてくれます．

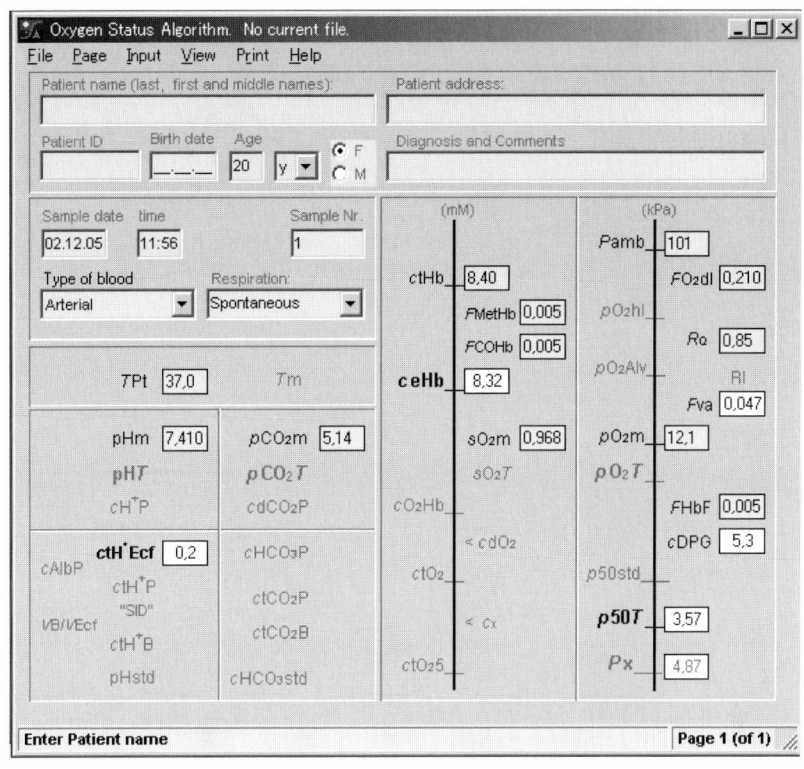

使い方

1）"File"の項目に「設定」（"setup"）があり，ここで圧の単位に"kPa（キロパスカル）"を使うか"mmHg"を使うか，濃度を分数で表現するかパーセントで表現するか，含量をmM/Lで書くかvol%（ml/dl），ヘモグロビン濃度をmM/Lで書くかg/dlで表現するか，などを選んで設定することが可能です．

2）「入力」（"Input"）の項目で先に定める項目を選びます．常識的には，pHとPco_2とPo_2でしょうが，たとえば［H^+］と［HCO_3^-］とSao_2などという変わった組み合わせで開始するのも可能です．最初の入力に対応して，他の数値は計算されて全部自動的に入れ替わります．

　画面にはタイトルだけあって，それをみても何かわかりにくいものもありますが，カーソルをあてると意味と数値を表示してくれます．

　画面の上方は患者のデータや基礎データの入力箇所で，左半分は酸塩基平衡およびpHと二酸化炭素関係のパラメータの表示，右半分は酸素を含量と分圧で表示します．

3）"View"では，酸塩基平衡・酸素（酸素解離曲線など）・ガス地図（"Gas Map"）の3つのグラフを描きます．

　　酸塩基平衡のグラフ；馴染みのpH–log（Pco_2）グラフに，二酸化炭素平衡曲線・急性の酸塩基平衡変化と慢性の酸塩基平衡の正常域などを重ねたもので，グラフ上でカーソルを動かすとその場所の数値や診断を表示します．

　　酸素のグラフ；酸素解離曲線ですが，特徴は縦軸が酸素飽和度でなく酸素含量になっている点と，横軸が対数目盛りでPo_2が2000まで伸びていて，飽

　　　　　和領域から上で下に凸の曲線になります．これもグラフ上でカーソルを動かすとその場所の数値を表示します．
　　　　ガス地図（"Gas Map"）；P_{O_2}–P_{CO_2}関係を描いており，ふつうの座標のままならO_2/CO_2ダイアグラムと一致しますが，P_{O_2}もP_{CO_2}も対数軸になっていてグラフの様子は必ずしもなじみではありません．
4）Help機能―OSAzip.exeをダウンロードして正しく組み込めば自然に使えます．

使い道

強力なのでいろいろな使い方が考えられます．個々の数値の検討にももちろん使用できますが，グラフを描く機能をつかうと多数で参照して議論するにも便利かも知れません．

利点とコメント

1）考えられる限り，ないしそれ以上の事柄をすべて計算してくれます．いわば「万能」で，さすがにオーソリティの作成したものと感心します．

2）プログラム自体は，Siggaard–Andersen氏の子息の Mad Siggaard–Andersen氏が開発しています．履歴はかなり古く，MS–DOS時代にすでに存在していてSiggaard–Andersen氏と関係の深いラジオメーター社が当初はフロッピーで，ついでCD–ROMで配布していましたが，Windows版が完成してインターネット配布になりました．

3）この種のソフトウェアは誰にでも書けそうで他にもいろいろとあってよさそうな気もしますが，実は基礎の化学・生理学の定量的な関係を熟知していないと手も足も出ません．結局Siggaard–Andersen氏の学識が必要なのでしょう．使い勝手だけならもっと具合のよいものも作れるでしょうが，ソフトウェアを書く技術だけでは無理です．

4）名称について一言．"OSA"は，"Oxygen Status Algorithm"を表現するとなってはいますが，実は"Ole Siggaard–Andersen"のイニシャルであることは言うまでもありません．このやり方は，パソコンソフトを命名する際の常套手段です．

5）小さなことですが…

①小数点を"．"（ピリオド）でなくて"，"（コンマ）で書きます．エクセルのファイルなどにも時にそういうのがありますが，私には違和感があります．選べるようにしてくれると使い勝手が向上するでしょう．

②座標軸を対数にしているものが多いのですが，等間隔目盛りも選べるようにしてくれるとこの点も使い勝手が向上するでしょう．

③この他に詳しい解説だけをあつかうURLとして"http://www.osa.suite.dk/"の中にいくつかあって，たとえば"http://www.osa.suite.dk/OsaTextbook.htm"というのがあります．またその他に下のものもあります．

http://inet.uni2.dk/home/osa/OSAversion3.pdf

（諏訪邦夫）

★ ★ ★ ★ ★ ★ ★ ★ ★ **最近みつけたおもしろいサイト** ★ ★ ★ ★ ★ ★ ★ ★ ★

名　　　前： GoogleEarth
著作権者： Google
所在URL： http://earth.google.com/
ダウンロードするファイル名： GoogleEarth.exe
動作環境： いろいろな機器やＯＳに合わせたバージョンが準備されています．
動作確認（機種,ＯＳ）： Windows-XP
行うこと：「世界中の」地表の三次元画像をみることができます．
解凍方法： LHAの自動解凍

使用方法： 上記ソフトウェアをまずダウンロードして自分のパソコンにインストールしておき，インターネットにつないでどこでも好きなところにアクセスします．たとえば，"Tokyo"と入力すると，東京上空からの画像になり，場所をあちこち移動し，ズームインすると皇居や新宿高層ビルの写真が見えます．少し斜めになっている故か，建物は平面ではなくてやや立体的で影も映っています．回転（東西南北の方向）も可能．自宅の位置に移動してズームインすれば，自宅の建物も見えるはず．もっとも，「どこでも精細」でもないようですけれど．

備考１： この種の画像は，個々の静止画像としてはいろいろと見たことはありましたが，それを自分で自由にアクセスして自由に動きまわれるものが簡単に入手できるとは知りませんでした．

使い方： 上記のファイルはデータはもっていません．画像自体はインターネットに接続していないと見えません．しかし，欲しい画面を指定してパソコンに取り込むことは可能です．

使い道： １）ただ見て楽しめます．プログラムにいくつかの観光地が入っています．例：グランドキャニオン・ニューヨークのマンハッタン島・モスクワの「赤の広場」・東京は皇居など．
２）ドライブ・旅行・ハイキング・登山などで，地図と併用して役立つのではないかと推測します．

利点とコメント： 車載のGPSと似ていますが，GPSでは画面に出るのは地図で，自分がその地図上のどこにいるかがわかる仕掛けです．一方，こちらは画像そのものが衛星写真で，精緻度のレベルが段違いです．その代わり，こちらは自分の位置を示す機能はもちろんもっていません．

（諏訪邦夫）

★ ★

医療と医学の
計算と記録

脳波の解析ソフトウェア：バイスペクトルも分析する

名　　　前：Bispectral Analyzer
著作権者：萩平　哲（阪大麻酔科）
所在URL：http://www.med.osaka-u.ac.jp/pub/anes/www/software/software.html
ダウンロードするファイル名：Bsa_v3.exe
動作環境：Windows（Macintoshで動作する版はありません）
動作確認（機種，OS）：パナソニック Let' note CF–W2, WindowsXP professional
行うこと：生の脳波を解析して，バイスペクトル分析その他の分析を行い，脳波波形，パワースペクトル，バイスペクトルを表示します．解析は現バージョンではリアルタイムです．ついでに，Aspect社のBISにちかいパラメータを計算して表示する機能ももっています．
解凍方法：LHAの自動解凍

使用方法	デジタル化した脳波をこのソフトウェアに導いて，求めるパラメータを計算したりその状況を視覚化した図形を描きます． 　プラットフォームに対応していろいろなバージョンや種類があります．それから，生の脳波自体の採取にAspect社の装置を使用することを前提としたバージョンもあります．
使　い　方	本来は（アナログの）生の脳波をデジタル化してコンピュータと組み合わせることを狙いとしていますが，Aspect社のBIS装置が普及しているので，そこから信号を受け取って解析するバージョンもあります．
使　い　道	元来は麻酔薬による脳波の変化を検討するものです．しかし，Aspect社のBISと異なり，こちらは他の薬物による抑制作用や，疾患脳の働きの解析に使えるかもしれないと予測できる理由があります．ただし，対応や相関をとること自体は使用者・研究者の仕事です．行っていることの内容が公開されているので，その点でも研究的な使い方に有利と推測されます．
利点とコメント	BISは数字を出すのとその時間変化をグラフ化するだけですが，こちらは脳波自体の分布も画像表示します． 　実用性も高い上に，学術的価値も極端に高いソフトウェアです．製作者の萩平先生はもちろんのこと，他にもいくつかのグループがこのソフトウェアを使用して学術的な成果を挙げています． 　Aspect社のBIS装置は，中身がブラックボックスなので使用する人たちも恣意的に「信用する」以外にありません．バージョンを変更された時，旧バージョンのデータと新バージョンのデータが対応するかどうかも不明です．まさかとは思いますが，特定の薬物に有利にソフトウェアを作ることさえ不可能ではありませんから，そういう危険を除外はできません．

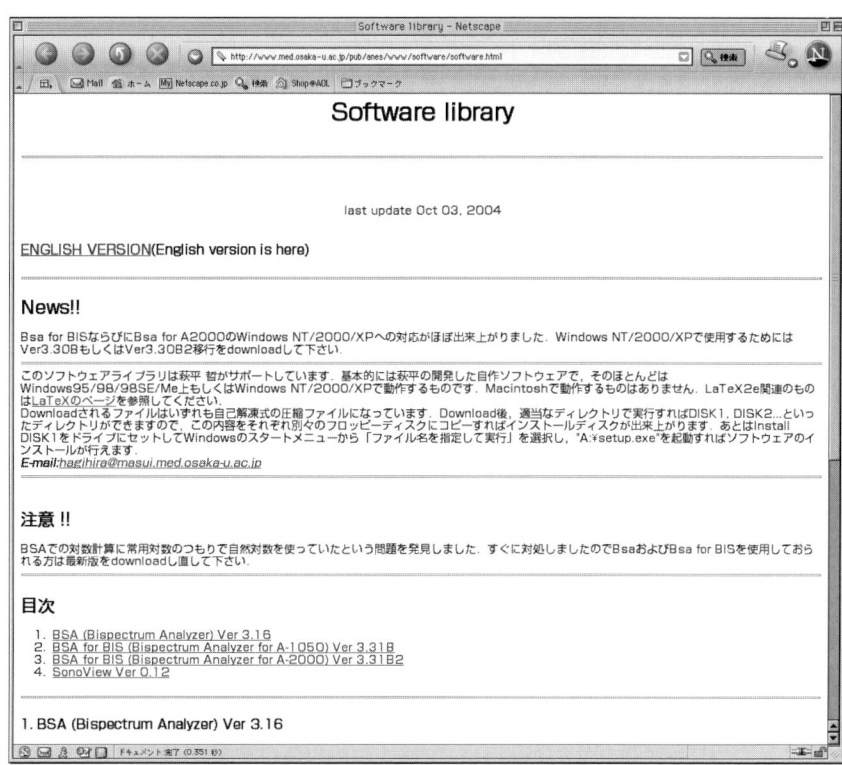

　一方，萩平先生のものは内容が公開されているので絶対的に信頼度が高いものです．

　本ソフトウェアは第47回日本麻酔科学会総会（東京）ソフトウェアコンテストでグランプリを獲得致しました．

　開発の当初では，リアルタイム解析は困難だったようですが，手法の改良とパソコン性能の向上により現在ではリアルタイム解析とリアルタイム表示が可能になって，実用性が大幅に増したと理解しています．オフラインで処理する，つまり脳波データを一度記録したものをあとでゆっくりと分析することももちろん可能です．

　多数の方々が，脳波を詳細に学習され，いろいろな用途に使われてこの領域を広げることを期待します．

（諏訪邦夫）

シミュレータ

英文解説：シミュレータとシミュレーション

名　　前：Realistic Human Simulation at
1）Center for Medical Simulation Jeffrey B. Cooper, PhD Executive Director
2）Harvard Medical School James A. Gordon, M.D., M.P.A Director, Gilbert Program in Medical Simulation
著作権者：不明？
所在URL：http://www.harvardmedsim.org/

説　明

Webによる解説です．いずれも麻酔が発祥ですが，現在は他の領域に及んでいます．
1）こちらは，ご存知のJB Cooper氏が中心になって推進している施設で，所在はボストン郊外のケンブリッジ（チャールズ河を越えた側，ハーバード大学のメインキャンパスがある側）です．
Center for Medical Simulation（CMS）
扱う領域；医学一般と内科，放射線科，救急医療，麻酔科と外科，出産
やり方；デモの他に，ワークショップなど
シミュレーションの領域のリーダーを育てる，シミュレーション研究と評価
教育とトレーニングにおけるシミュレーション
CMSでの業務進行とハーバードとの関係
産業領域での活動
危機管理の問題
2）こちらはWeb頁としての充実度は不十分ですが，
Macy_cases.pdf
というファイルがあって，シミュレータとシミュレーションを解説しています．

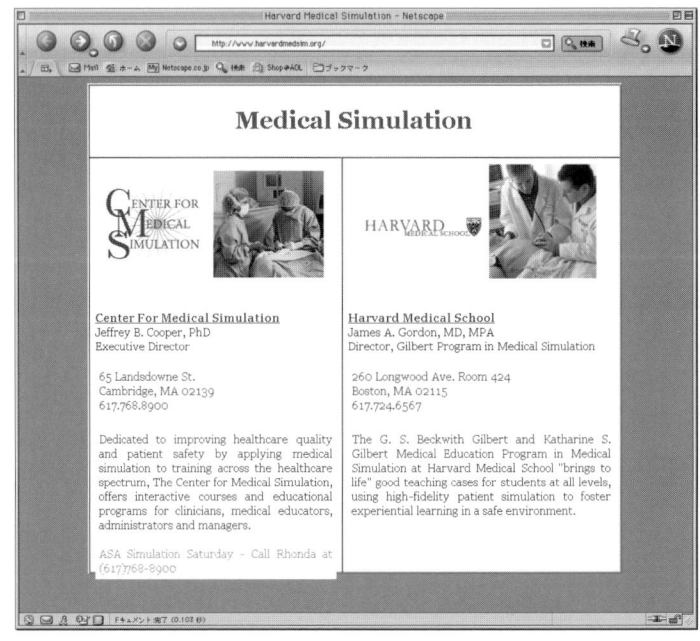

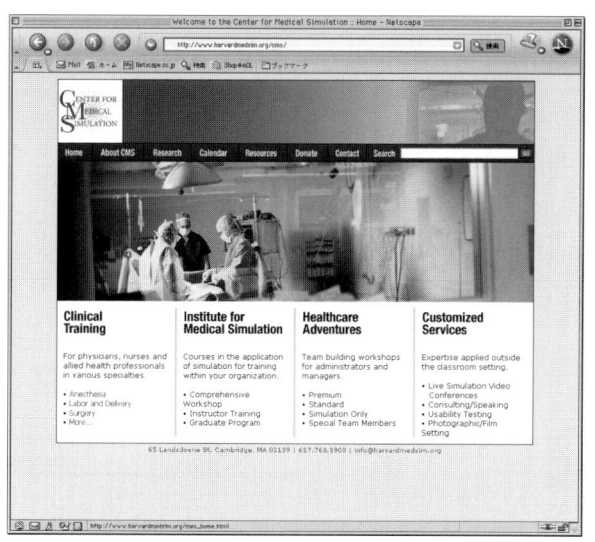

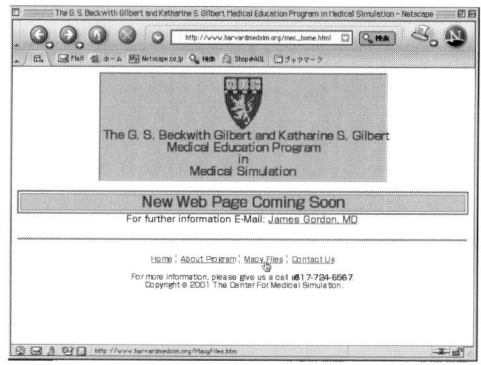

| コメント | 1．麻酔のシミュレータを探しましたが，フリーソフトウェアは見つかりません．シミュレータの解説頁がいろいろみつかりましたが，その中ではこれが比較的充実しているようです．
　　ご覧の通り同じURLから二つの施設とその解説に跳びます．
　　いずれも文字による解説が多く，図・絵・写真はあまり多くはありません．
2．この他に，「シミュレーション学会」（The Society for Medical Simulation, http://www.socmedsim.org/）があります．
3．医療領域での日本でのシミュレーション学会としては，「日本シミュレーション外科学会」がしばらく動いている他に，2005年秋に「日本医学シミュレーション学会」を兵庫医大麻酔科が中心になって発足させたと聞いています．
4．商品販売の会社としては，"Laerdal"（http://www.laerdal.com/simman/default.htm）があります．昔からなじみの「レサシAnne」の会社で，現在はそのコンピュータバージョン"SimMan"（http://www.laerdal.com/simman/default.htm）も製作しています．この頁にはデモビデオがついていますが，私には再生できませんでした． |

（諏訪邦夫）

> シミュレータ

麻酔器と麻酔回路のシミュレーションソフト

名　　　前：VAM（Virtual Anesthesia Machine）
著作権者：Project Director: Sem Lampotang, Ph.D.
所在URL：http://vam.anest.ufl.edu/index.html
　　　　　http://vam.anest.ufl.edu/members/standard/vam.html
ダウンロードするファイル名：ダウンロードではなくて，接続して使用します．
　要登録，無料．ダウンロードする方法もあるのかもしれません．
動作環境：WindowsでもMacintoshでも，"Shockwave player"が必要．
動作確認（機種，OS）：Windows-XP
行うこと：麻酔器のシミュレータ
解凍方法：ブラウザからの使用です．

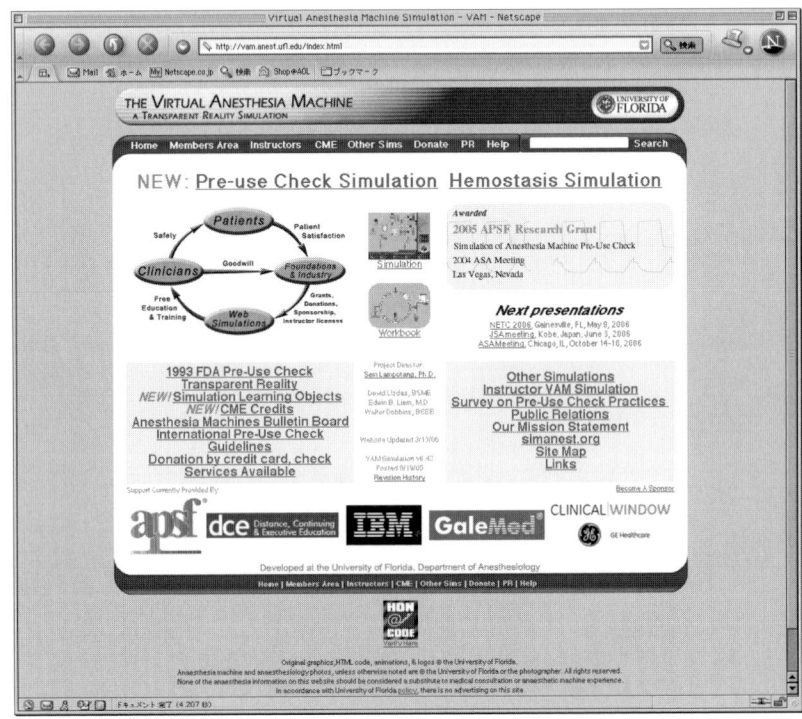

使　用　方　法　投与するガスの種類・人工呼吸器のセッティング，流すガス・吸入麻酔薬などを変更できます．いろいろな説明が別の頁にあります．その例は

　　高圧部；ガスの色．「アメリカから別の国に行くと驚くぞ」，たとえば「酸素はアメリカでは緑だが，国際規格は白，おまけに国によって勝手な色だ」と書いてあります．「酸素は緑なのにボンベの色は日本は黒」は知っていましたが，ISO規格では「酸素は白」（もちろん管もボンベも）は知りませんでした．中国やイギリスも違います．

　　壁のガスとボンベのガスの関係；減圧弁の動作原理

　　低圧アラーム；カプノメーターが一般化する少し前に，「人工呼吸器や麻酔回路

と患者がつながっている」ことを圧のアラームでチェックしていた時代がありました．

酸素のフラッシュ；患者につないだままむやみに押すのは危険であることを説明しています．

流量計のガス量と人工呼吸器のセッティングの関係；ガス量が多いとセッティング以上になる．

その他，いろいろです．

使い道	麻酔回路の説明と，動作の説明に絶好．
利点とコメント	1）ダウンロードではなくて，上記URLに接続して使用します．登録は必要ですがもちろん無料です．もしかすると，ダウンロードする方法もあるのかも知れません．WindowsでもMacintoshでも，"Shockwave player"が必要． 2）動画でなくて，静止画像だけならprint screenで切り取ることはもちろん可能ですが，その場合はガス分子や人工呼吸器の動きなどは表現できません． 3）日本語版：麻酔回路自体を見せて説明したり，それが動作する様子を説明するのに絶好で，しかもいろいろな言語バージョンがあり，日本語版もあります．
注釈	このように「接続して使うソフトウェア」（この場合はインターネット接続）を「オンラインソフトウェア」と呼ぶ用語があるようです．本書に掲載したものには，他にもこのグループがあります．ゲームに多いのはご存知の通り．
蛇足	このソフトウェアは，いろいろな言語や国のルールに対応し，日本語のバージョンでは日本のルール（色のコードなど）を簡単に説明しています．

（諏訪邦夫）

シミュレータ

一人で行なう心肺蘇生法をマスターできます

名　　前：心電図シミュレータ（心電図をダイナミックに発生させることができます）
著作権者・作者：古谷　実
所在URL：http://www.vector.co.jp/soft/win95/edu/se125864.html
ダウンロードするファイル名：BLSsim10.exe
動作OS：Windows95，WindowsNT
動作機種：汎用
ソフトの種類：フリーソフト　　ファイルサイズ：2.8MB
行うこと：一人で行なう心肺蘇生法をマスターできます
解凍方法：ダウンロードして解凍すると、「インストール方法.chm」というファイルができてそこに解凍の方法が解説されています．

使用方法

Windows-XPで使用を試みましたが，インストールできませんでした．Windows2000ではインストールはできて起動画面は開始しましたが，その先に進めませんでした．面白そうですし，有用度も高いと推測できるのに残念です．

使い道

もし動かせれば用途はいろいろに考えられます．

利点とコメント

私のやり方が悪かった可能性は否定できませんが，心電図シミュレーターの場合は自動解凍でそのまま実行したのに対して，こちらは通常のインストール手順で行います．

　元来，製作者の指定するOSのバージョンには，Windows-XPもWindows2000も入っていないので，本来無理なことを試みたのかも知れません．
しかし，この作者の能力をもってすれば，対応は容易なはずなので次のバージョンに期待します．

（諏訪邦夫）

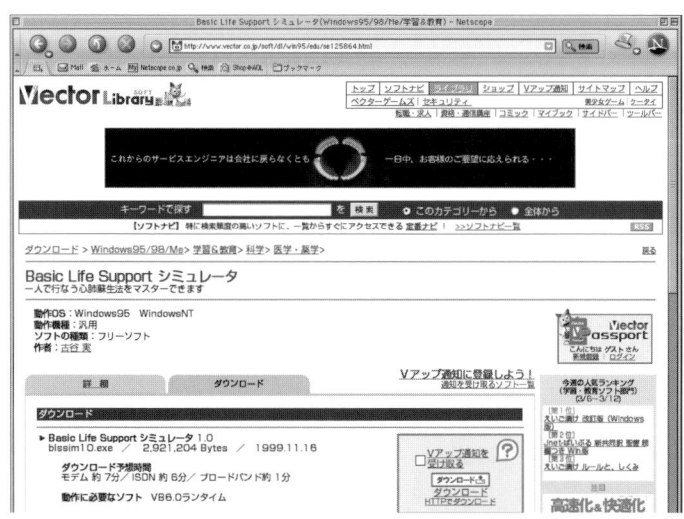

シミュレータ

心電図のシミュレータ：数ある中の代表格

名　　前：心電図シミュレータ（心電図をダイナミックに発生させることができます）
著作権者・作者：古谷　実
所在URL：http://www.vector.co.jp/soft/win95/edu/se107676.html
ダウンロードするファイル名：ECG-Sim11.msi
動作OS：WindowsXP　WindowsMe　Windows2000　Windows98　WindowsNT
動作確認：Windows–XP
動作機種：汎用
ソフトの種類：フリーソフト　　ファイルサイズ：2,308,096Bytes
解凍方法：上記のファイルが"インストーラパッケージ"で，ここにすべて入っています．ダウンロードして「実行」で自動解凍して使えるようになります．

使用方法
心電図の画面が出て，そこに大きなメニューが出ます．そのままなら正常心電図が継続する一方で，ここでいろいろな指定を入れて異常心電図にしてみることも可能です．

使い道
心電図の学習．心電図はふつうの動かない図でも学習しやすいテーマですが，やはり本物のように動くものをみる利点はそれを補う機能が大きいでしょう．これだけに頼る必要はありませんが，組み合わせて有用です．

利点とコメント
画面は美しく，メニューも使いやすいと感じます．「異常心電図をみせて診断を求める」というモードが，私には見当たりませんでした．心電図のソフトウェアは他にもいろいろあるようですが，簡単で使いやすくて優秀なもののひとつです．

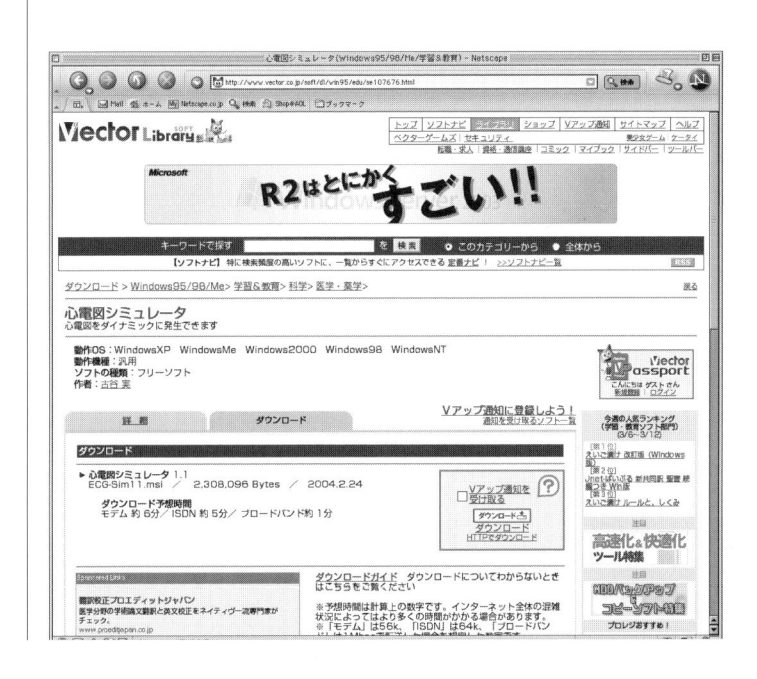

（諏訪邦夫）

シミュレータ

頭痛のすべてを学びたい人に

名　　前：頭痛大学
著作権者：間中信也（小田原市）
所在URL： http://homepage2.nifty.com/uoh/index.html
ダウンロードするファイル名：ダウンロードは不能．
動作環境：インターネットブラウザ
動作確認（機種，OS）：Windows–XP
行うこと：頭痛の学習
解凍方法：下記のとおり，ソフトウェアではなくて画面で読んで学習する構造です．

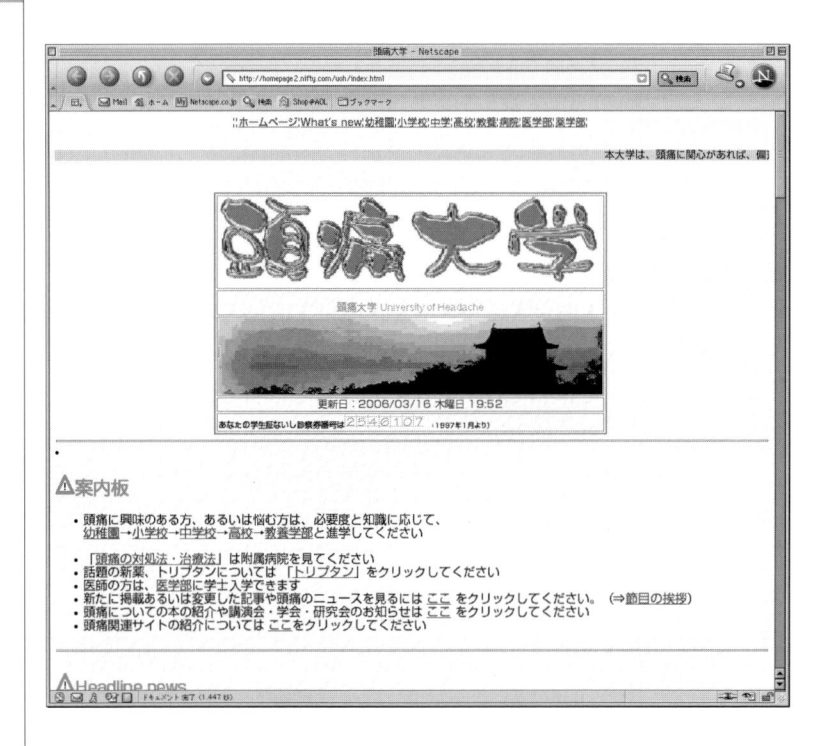

内　容

「頭痛に興味のある方，あるいは悩む方は，必要度と知識に応じて，幼稚園→小学校→中学校→高校→教養学部と進学してください」となっており，幼稚園では基礎的な種類・原因・メカニズムなどの説明があり，小学校では片頭痛・緊張型頭痛・群発頭痛の鑑別があり，それを簡単に行う設問と，点数を加えて入念に行う試験，それに卒業試験があります．卒業試験は答えが与えられているので，念入りに学習せずに通過できます．中学では卒業試験は「頭痛クイズ」で「おもいっきりテレビ（みのもんたが正午から行っている）の片頭痛というテレビ番組にヒントを得て作成」となっていて，その時の解説に作者がコメントを加えています．高等学校では，「頭痛の国際分類」の解説が中心ですが，性行為に伴う頭痛などの面白い話題や小説の中の頭痛などエピソードをくわえています．ここまでで学習は基本的に終了で，この上の「教養学部」では「頭痛もちシリーズ」として，ハ

イドン，モーツァルト，ベートーベン，メンデルスゾーン，ブルックナー，チャイコフスキー，マーラーなどの音楽家，樋口一葉，芥川竜之介，バーナード・ショー，石川啄木，バルザック，ルイス・キャロルなどの作家，ピカソやゴッホなどの画家，シーザー，平清盛，源頼朝と実朝，浅野内匠頭，木戸孝允（きどたかよし＝桂小五郎）などの歴史上の人物などをそれぞれ詳しく紹介してあります．音楽家には音楽がはりつけてあるなど，作者の博識と「凝り方」は大変なものです．

「頭痛の対処法・治療法」は附属病院を見てください
この欄は，通常の治療の他に「頭痛のときに冷やすか温めるか」，「片頭痛めがね」，「熱冷却シート」，「睡眠と頭痛」（枕の問題・睡眠覚醒リズム），「血圧と頭痛」，「食事の注意，食事療法，サプリメント」，「お酒とタバコ」，「頭痛日記をつけよう」，「海外旅行の頭痛に備えて」などと実に懇切丁寧で，このサイトの人気の原因がよくわかりました．
この他に「医学部頭痛科」と「薬学部」もあり，後者は当然薬物の解説ですが，通り一遍の薬物の説明ではなくていろいろな面から検討しています．

利点とコメント	1）ふつうの意味でのソフトウェアではなくて，設問に答えながら頭痛への関心を満たし学習する欄です． 2）以前なら，長時間のアクセスは躊躇した人たちも少なくないでしょうが，現在では接続の費用も極端に安くなったので，それはネックにならないでしょう．それだけ製作者も念入りにつくる甲斐があるのかもしれません． 3）2005年秋にアクセスした時には，その2日前に更新されたばかりで，それまでの「あなたの学生証ないし診察券番号は」というアクセス数は実に230万以上でした．
備　　　　考	本ホームページの内容によると，頭痛の専門家のリストは，「神経内科医と脳神経外科医」となっていて他の領域の医師群は無視されています．作者は脳神経外科医ですから仕方がないでしょう．他の領域の専門家が口惜しいと感じるなら，これに負けない内容の頁を作る以外にはちょっと対応策は思い当たりません． <div style="text-align:right">（諏訪邦夫）</div>

> データベース
> と手術室利用

学会が標準として採用している麻酔台帳

名　　前：JSA麻酔台帳
著作権者：讃岐美智義
所在URL：http://msanuki.com/masuidb/
ダウンロードするファイル名：2005JSAdb.exe（Windows用），2005JSAXdb.bin（MacOSX用）
動作環境：WindowsとMacintosh．Macintosh用は上記の他に古いOS用もある．
動作確認（機種，OS）：Windows-XP
行うこと：麻酔台帳の登録と計算
解凍方法：自動解凍．

バージョン	実はいくつかのバージョンがあり，各々上のURLに掲示されています． ・JSA麻酔台帳　version3.4 　（2005年版正式バージョン）【JSA麻酔台帳3.4ダウンロード】（アプリケーション不要） ・JSA麻酔台帳　version3.25 　（日本麻酔科学会公認バージョン）（2004年版日本麻酔科学会公認バージョン） 　ご要望，お問い合わせは日本麻酔科学会へお願いします． 　【JSA麻酔台帳3.25ダウンロード】（学会公認版，アプリケーション不要）：学会への報告書にはこちらが便利？ ・JSA麻酔台帳FM　version3.4 　（ファイルメーカー要，ネットワーク対応）ダウンロード専用．学会非公認バージョン．メーリングリストで情報を共有するもの． なお，この頁にはマニュアルも掲示されており，ダウンロードできる．
使用方法	インストールについては付属のファイル（"Readme"）を参照．
使い道	日本麻酔科学会会員用ですが，会員でなくてももちろん使えます．
利点とコメント	麻酔科医以外の方々に紹介しておきますが，この台帳用ソフトウェアは讃岐先生の自作ソフトウェアを日本麻酔科学会が採用して学会全体として使用し，合併症の検討・認定医や専門医の登録などに使用しているものです． いろいろなバージョンに関しては私は使い分けていないので差がわかりません． 「麻酔台帳」ですが，項目を書き換えれば他の目的にも使えるかもしれません． 付記：2006年初頭より，日本麻酔科学会はこの讃岐先生のバージョンをやめて，これに基づいて別の会社が開発したソフトウェアに切り替えました．機能拡張を狙ったものですが，こちらはその際に重大なトラブルが発生しました．現在は一応解決しているようです．

　　　　　　　　　　　　　　　　　　　　　　　　　　　　　　　　　　（諏訪邦夫）

データベースと手術室利用

自動麻酔記録を行うソフトウェア

名　　　前：自動麻酔記録ソフト VitalView
著作権者：越川正嗣
所在URL：http://www.monitorworld.jp/monitor/free/2004/main02.html
ダウンロードするファイル名：ech0616.zip
動作環境：Windows
動作確認（機種，OS）：Windows–XPおよびWindows2000
備　　　考：WindowsNTでは動作しない由．Macintosh版はない．
行うこと：「WindowsパソコンのRS232Cポートを介してハートモニタと通信」するのが本来の機能．
解凍方法：LHAの自動解凍

使用方法

1）そもそも，最近のパソコンにはRS232Cポートがありません．しかし，USBポートはあるので，適切な変換ケーブルを使用すれば接続は可能です．
2）ところが，ケーブルの中身の仕様が会社毎に異なるので，それは使用者の責任と会社との交渉で．
3）このソフトウェアにも一部説明してあります．

RS232C⇔USB変換モジュール
　　もし，パソコンにRS232C端子（シリアルポートと書いてあるかもしれない）がない場合は，このモジュールを近所のパソコンショップで買ってきてください．ソフマップなどの大きな店へ行かないと手に入らないかもしれません．

麻酔記録ソフトは通常は高価な「特別ソフトウェア」です．会社に依頼して作成すれば数十万円，あるいはさらに一桁上の金額を要求されるかもしれません．そういうものが，フリーソフトウェアで存在すること自体が素晴らしいことです．

越川先生は医師になる以前にプロのコンピュータエンジニアだった経歴の持ち主で，したがって途方もない能力を有しています．この自動麻酔記録ソフトウェアも対応の幅が広く，いろいろな使い方が考えられそうです．今回，機能を追加されて実用の幅を広げています．自動麻酔記録は，既存のハードウェアをお使いの方以外は使われない方も多いでしょうが，これを機会に試用してみましょうか．

（諏訪邦夫）

> データベース
> と手術室利用

超強力な仮名漢字変換用医学辞書

名　　　前：一万語医学辞書V：YO-NAGISA版
著作権者：大久保義則
所在URL：http://medical.macbb.com/または
　　　　　　http://hp.vector.co.jp/authors/ VA003305/dic/　から探す．
ダウンロードするファイル名：msmed11d.exe
動作環境：Windows, Macintosh
動作確認（機種，OS）：Windows-XP
行うこと：医学用語が大量に入っているIME辞書を作成します．テキスト形式ですが，MS-IMEとAtok用に，それぞれ適切なヘッディングがついているので，これを本体側から呼び出して使用します．
解凍方法：LHAの自動解凍，画面がMS-DOSの画面になるのでちょっとびっくりしますが，同じフォルダに解凍したものが作成されます．あらかじめ，"IME"であることを示すフォルダを作成しておき，そこに解凍するのが無難でしょう．MSMED11d.txtとMSopd11d.txtと"read.me"と"register.htm"の4つのファイルができます．

使用方法	使用するIME辞書に呼び込んでユーザー辞書を充実させる．使用する方の好みですが，この辞書を「ユーザー辞書」に合併させるのがふつうの使い方でしょう．
備　考	「一万語」の名前は発表当初のそれを継承しているからで，実際には現在は5万語弱（49213語＝主要：27180語＋補助：22033語）まで成長しています．でも適当な時期に「五万語」などと改名しないと，「狗頭羊肉」（「羊頭狗肉」の逆）でやはり評価を誤らせますから検討をお願いします．
使い道	医学用語は，変な漢字の使い方や読み方（「繊維」でなくて「線維」，腔は「こう」でなくて「くう」など）が多い問題もあり，特殊な漢字も数多くつかわれ，さらにはカタカナ語も多いものです．この種の辞書は大助かりです． この種のものは有料で販売されているものもありますが，収録語数はこれにとうてい及ばないものも少なくありません．
利点とコメント	自分の使用するIME辞書へ，テキストから登録する方法は知っておく必要があります．極端に変な読みはありません．そのかわり，素直な読みで入っており，極端な省略もみあたりません．そういうのは使用者が自分でつくるほうが使いやすいものですから当然ですが，作者の大久保義則先生は栃木県でペインクリニックを開業されている麻酔科医です．

（諏訪邦夫）

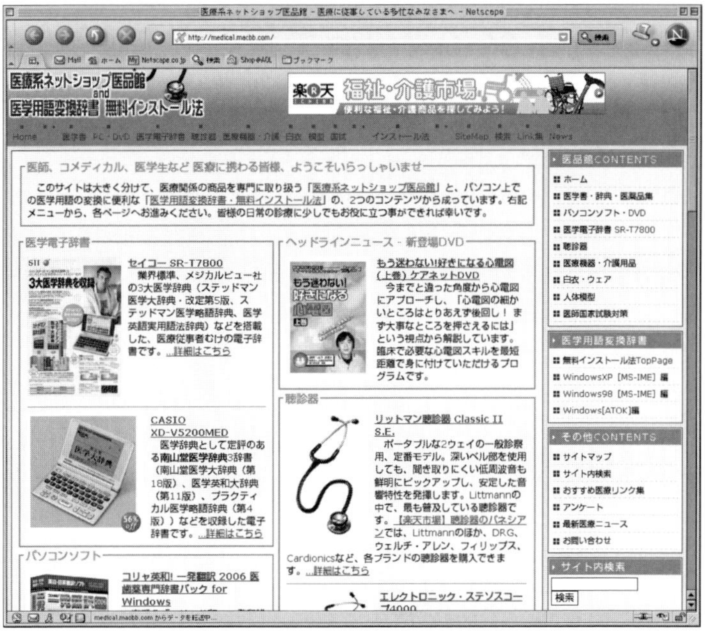
医療系ネットショップ医品館 - 医療に従事している多忙なみなさまへ - Netscape
http://medical.macbb.com/
医療系ネットショップ医品館 and 医学用語変換辞書 無料インストール法
楽天 福祉・介護市場 便利な福祉・介護商品を探してみよう！
医師、コメディカル、医学生など 医療に携わる皆様、ようこそいらっしゃいませ
このサイトは大きく分けて、医療関係の商品を専門に取り扱う「医療系ネットショップ医品館」と、パソコン上での医学用語の変換に便利な「医学用語変換辞書・無料インストール法」の、2つのコンテンツから成っています。右記メニューから、各ページへお進みください。皆様の日常の診療に少しでもお役に立つ事ができれば幸いです。
医学電子辞書
セイコー SR-T7800
業界標準、メジカルビュー社の3大医学辞典（ステッドマン医学大辞典・改定第5版、ステッドマン医学略語辞典、医学英語実用語法辞典）などを搭載した、医療従事者むけの電子辞書です。...詳細はこちら
CASIO XD-V5200MED
医学辞典として定評のある南山堂医学辞典3辞書（南山堂医学大辞典（第18版）、医学英和大辞典（第11版）、プラクティカル医学略語辞典（第4版））などを収録した電子辞書です。...詳細はこちら
パソコンソフト
コリャ英和！一発翻訳 2006 医歯薬専門辞書パック for Windows
ヘッドラインニュース - 新登場DVD
もう迷わない!好きになる心電図（上巻）ケアネットDVD
今までと違った角度から心電図にアプローチし、「心電図の細かいところはとりあえず後回し！まず大事なところを押さえるには」という視点から解説しています。臨床で必要な心電図スキルを最短距離で身に付けていただけるプログラムです。
聴診器
リットマン聴診器 Classic II S.E.
ポータブルな2ウェイの一般診察用、定番モデル。深いベル部を使用しても、聞き取りにくい低周波音も鮮明にピックアップし、安定した音響特性を発揮します。Littmannの中で、最も普及している聴診器です。【楽天市場】聴診器のパネシアンでは、Littmannのほか、DRG、ウェルチ・アレン、フィリップス、Cardionicsなど、各ブランドの聴診器を購入できます。...詳細はこちら
エレクトロニック・ステソスコープ4000
医品館CONTENTS
ホーム
医学書・辞典・医薬品集
パソコンソフト・DVD
医学電子辞書 SR-T7800
聴診器
医療機器・介護用品
白衣・ウェア
人体模型
医師国家試験対策
医学用語変換辞書
無料インストール法TopPage
WindowsXP［MS-IME］編
Windows98［MS-IME］編
Windows[ATOK]編
その他CONTENTS
サイトマップ
サイト内検索
おすすめ医療リンク集
アンケート
最新医療ニュース
お問い合わせ
サイト内検索
検索

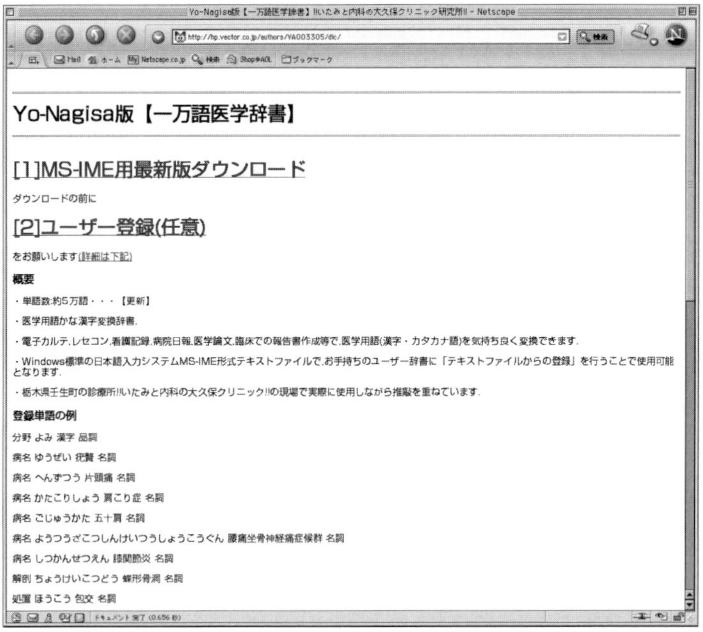
Yo-Nagisa版【一万語医学辞書】!!いたみと内科の大久保クリニック研究所!! - Netscape
http://hp.vector.co.jp/authors/VA003305/dic/
Yo-Nagisa版【一万語医学辞書】
[1]MS-IME用最新版ダウンロード
ダウンロードの前に
[2]ユーザー登録(任意)
をお願いします(詳細は下記)
概要
・単語数:約5万語・・・【更新】
・医学用語かな漢字変換辞書.
・電子カルテ,レセコン,看護記録,病院日報,医学論文,臨床での報告書作成等で,医学用語(漢字・カタカナ語)を気持ち良く変換できます.
・Windows標準の日本語入力システムMS-IME形式テキストファイルで,お手持ちのユーザー辞書に「テキストファイルからの登録」を行うことで使用可能となります.
・栃木県壬生町の診療所!!いたみと内科の大久保クリニック!!の現場で実際に使用しながら推敲を重ねています.
登録単語の例
分野 よみ 漢字 品詞
病名 ゆうぜい 疣贅 名詞
病名 へんずつう 片頭痛 名詞
病名 かたこりしょう 肩こり症 名詞
病名 ごじゅうかた 五十肩 名詞
病名 ようつうざこつしんけいつうしょうこうぐん 腰痛坐骨神経痛症候群 名詞
病名 しつかんせつえん 膝関節炎 名詞
解剖 ちょうけいこつどう 蝶形骨洞 名詞
処置 ほうこう 包交 名詞

6

> データベース
> と手術室利用

文献をエクスプローラ風にみやすく

名　　　前：文献エクスプローラ 2.0

著作権者：古谷　実

所在 URL：http://page.freett.com/vecuro/，あるいは平塚共済病院のホームページ（http://www.kkr.hiratsuka.kanagawa.jp/index.html）からも探せます．さらにフリーソフトウェアの頁（http://hp.vector.co.jp/authors/VA010695/freesoftware/freesoft.html）からもアクセスできます．

ダウンロードするファイル名：bibexp20.exe

動作環境：Windows

動作確認（機種，OS）：WindowsMe　Windows2000　Windows98　WindowsNT．作者の提示されている OS には Windows–XP は入っていませんが，私の装置（Windows–XP）でも無事に動きました．

行うこと：文献処理

解凍方法：LHA の自動解凍

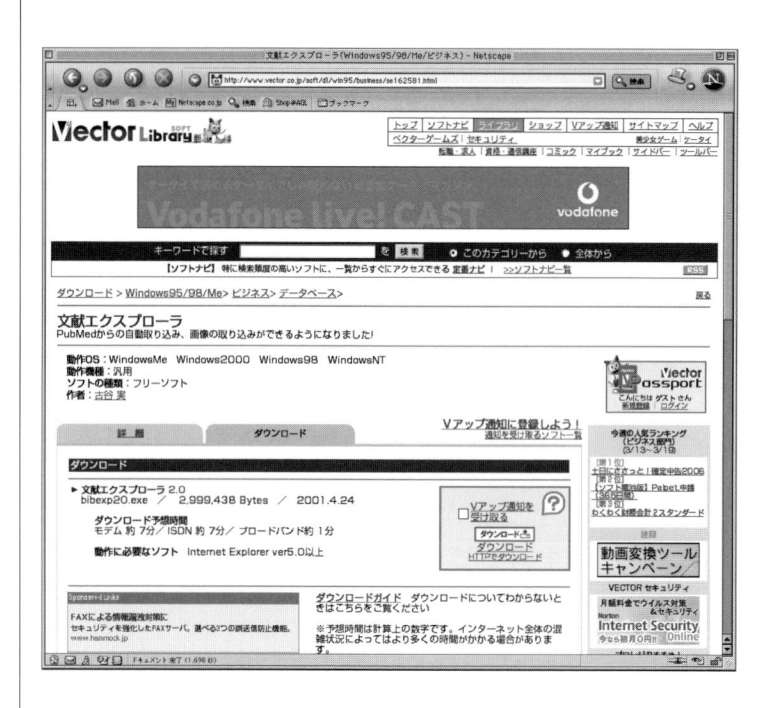

| 使用方法 | ダウンロードしたファイルを適当なフォルダで解凍して使う．解凍すると，
1）MyBiblio.mdb（文献データベース），
2）picviewer.ocx(画像表示コンポーネント)，
3）Images フォルダ（画像データベース），
4）BibExp20_HELP フォルダ（ヘルプ）などができます．
1）がインストーラとソフトウェアの本体で，これを起動してパソコンにインストールします．3）は空．4）は 400KB もの大量のヘルプです．作者の紹介文は以下の通りです．

- Windowsに標準添付されるエクスプローラのファイル管理機能を模倣して，視覚的に文献情報の分類・追加・移動・コピー・削除ができます．
- 文献エクスプローラver1.0で作成した文献データベースMyBiblio.mdbをインポートできます．
- PubMedの文献情報を自動取り込みできます．
- 画像もドラッグアンドドロップで簡単にデータベースに挿入できます．

なお，このソフトウェアはAccessがなくても動くようですが，組み込まれている場合のほうが滑らかかも知れません．

使い道	作者は文献処理を対象としていますが，他にもいろいろな使い方がありそうです．
利点とコメント	試用段階では使い勝手は良好で，文献以外の使い方も考えています．
附	古谷 実先生はBLS（Basic Life Support）シミュレータも発表されています．こちらは，私のWindows–XPではうまく組み込めませんでしたが，「Windows95, WindowsNT対応」となっています．私が使えなかった理由はOSのバージョン違いに基づく可能性が高いでしょう．ご興味のあるかたはどうぞ．URLは"http://www.vector.co.jp/soft/dl/win95/edu/se125864.html"で，ダウンロードするファイルは"BLSsim10.exe "で，やはり自動解凍です．

（諏訪邦夫）

データベース
と手術室利用

文献整理用のソフトウェア

名　　　前：RT25f
著作権者：讃岐美智義
所在URL：http://msanuki.com/pub/
ダウンロードするファイル名：RT25.zip（Windows版），RT25x.sit（MAC–OS X版），RT25f.sit（Macintosh版）の3種．
動作環境：WindowsとMacintosh
動作確認（機種，OS）：Windows–XP
行うこと：文献処理
解凍方法：LHSAなど適切な解凍ソフトウェアで解凍．

使用方法

著者の作成した解説から一部選んで載せます．
1）RT2fフォルダ内にあるRT25fというファイルをクリックして起動
2）文献ソースファイルを（ファイルを選択）ボタンでクリックして選択．Pubmedや医学中央雑誌WEBからのファイルはMEDLINE形式で保存したものを選択します．医学中央雑誌WEBはRefer/BibIXで保存したものも受け付けます．
3）左下方にある「取り込みファイル名」には，BUNKEN1とか日付など適当なファイル名をつけます．この名前がデータベースファイル名（BUNKEN1.BSDのように自動的に.BSDがつく）．ランタイム版のチェックははずさないで下さい．はずすとうまく作動しません．
4）真ん中の「→→」をクリックすると変換が始まります．
5）変換が終了すると，自動的にデータベースが起動して，「データ取り込みを実行しますか」と聞いてくるので「はい」をクリックするとデータが取り込まれます．データベースを終了してから開く場合も，同じ質問を聞いてくるので「いいえ」をクリックします．
6）同じデータベースファイルに何度も取り込みたい場合，取り込みたいファイル名は変更しません．ファイル名を変更すると，別のデータベースを作成し，そのデータベースに取り込みます．
以下略．

取り込みだけですが，データベース形式になれば，使い手の工夫でいろいろに変更できます．

別掲の古谷実先生のものと行うことは共通しています．

（諏訪邦夫）

> データベース
> と手術室利用

文献データ整理ソフトウェア

名　　　前：MedWebDic2.3
著作権者：山下健次
所在URL： http://msanuki.com/pub/
ダウンロードするファイル名：MedWebDic2
動作環境：Windows–XP および Windows2000
動作確認（機種，OS）：Windows–XP
行うこと：テキストデータやhtmlで書かれたデータを整理する．他の形式のファイル（画像や音声も含めて）の引用もテキストを経由してリンクできる．
解凍方法：Lhasaによる解凍とLHAの自動解凍．
　まず，上記のファイルをLhasaで解凍します．すると同じ名前のフォルダができて，そこにMWD2.exeという実行ファイルができます．これはLHAの自動解凍ファイルなので，それを実行して解凍すると本来の実行ファイルであるMWD2ができるので，それを実行します．

使用方法	テストデータとして，私（諏訪邦夫）の電子版麻酔学教科書が入っているので，それで遊んでみてください．22の「昔話と思い出話」が面白いかもしれません．
備考1	ソフトウェアの所在は，讃岐美智義先生の頁です．
備考2	電子版麻酔学教科書自体は，そちらの説明でも述べたとおり内容は古いので，あまりお勧めしません．
使い方と使い道	使い方と使い道：いろいろな使い方が考えられそうです．
利点とコメント	1．付録として，医学英単語の発音がWaveファイルで16ほど入っています．重要でしかも発音の間違いやすいものを選んであり，有用と感じます．ただし，それを手作業でなくてこのプログラムを使用して使う方法がわかりません． 2．当初，全体の画面も個々の画面も小さい点が使いにくいと私は感じました．私自身が老眼なのと，私の常用がノートパソコンで画面があまり大きくないのも理由の一つではありました．現在はサイズが可変になりました．

（諏訪邦夫）

汎用ソフトウェア（医学以外）

アナログ音をパソコンに録音するソフトウェア

名　　　前：A-RECORDER 2.10
著作権者：齊藤樹一郎
所在URL：http://www.monitorworld.jp/
ダウンロードするファイル名：A_rec2.lzh
動作環境：Windows
動作確認（機種，OS）：Windows-XP
行うこと：アナログの音響（たとえば音楽）をデジタル化してwaveファイルとしてパソコンに取り込みます．
解凍方法：LHAやLhasaを用いて解凍します．解凍してできるA_rec2.exeが録音ソフトの本体です．

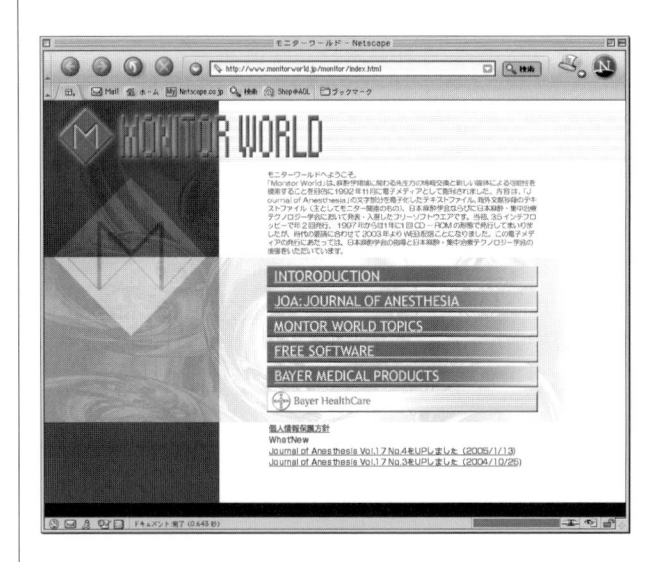

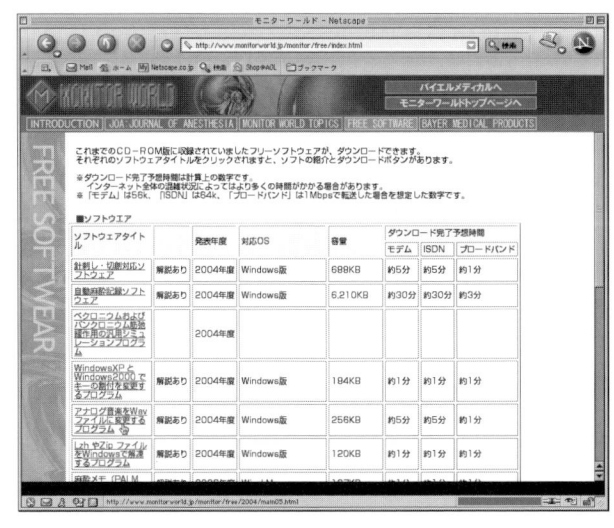

使 用 方 法	再生装置のアナログ出力を，パソコンのマイクロフォンジャックに差し込んで再生させてこの「録音ソフト」でデジタルに変換します．
備 考 1	Windowsには"サウンドレコーダー"というアナログ→デジタル変換のソフトウェアが一応は付属していますが，録音時間が1分に制限されています．それを，パソコンの容量の許す限りまで延長して録音するのがこのソフトウェアです．
備 考 2	Monitor Worldはソフトウェアコンテストのソフトウェアを中心にしているので，これは本来の場所ではありませんが，使いやすさに感心したのでここに置かせて頂きました．
使 い 道	アナログのLP，テープ，MDなどをパソコンに取り込む． 注）MDは内部的にはデジタル音ですから，直接wave化する方法もあるようで，アナログで取り出してこの経路でデジタルするのは便法です．
利点とコメント	1）アナログ音→デジタル音への変換は実時間を要します．LPレコードやテープ1時間分のデジタル化には1時間かかります．CDのwaveファイル化は少なくとも数倍に加速でき，1枚の変換時間はせいぜい10分程度ですから，それと比較して低能率です．その間，パソコンが使えず不便なので，私は現役ではない古いパソコンを「2軍機」としてこの仕事に当てています． 2）できあがったwaveファイルの音質は，パソコン内部の性能に依存します．一般に，パソコン内部は，回路の性能があまり上等ではない上に雑音も発生します．したがって，この方法で作成した音楽ファイルは高音質ではありません． 3）一般の録音と同様に「レベル合わせ」が大切なので，その点に注意して下さい．音が大きすぎると割れて汚くなります．ご自分の装置で繰り返して試すことをお勧めします． 4）1時間分の情報をwaveファイルに録音すると約500MBなので，大量のデータをこのままは保持できません．MP3などへの再変換が必要です．こちらはご存知の方が多いでしょう． 5）この音質が不満で「もっと優れた音質」をご希望なら，「アナログ→デジタル」を行う専用機器を入手してパソコンの外で行えば目的が達成できます．変換してからUSBでパソコンに導いて音質のよいwaveファイルを作るのです．専用機器の価格は数万円です． 6）同じ機能のソフトウェアでは，「超録」(http://pino.to/choroku/) が名高いようです．本来はシェアウェアですが，フリーソフトウェア版では連続6セッションまで90分までと制限されています．でも，これで十分すぎる機能でしょう．シェアウェア版の試用も可能．

（諏訪邦夫）

汎用ソフトウェア（医学以外）

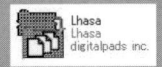

圧縮されたデータを解凍するソフトLHASA

名　　前：Lhasa（Lhasaは「らさ」と読んでください．）
著作権者：竹村嘉人（たけちん）takechin@digitalpad.co.jp
所在URL：http://www.digitalpad.co.jp/~takechin/
ダウンロードするファイル名：LHASA017.exe
動作環境：Win9X/NT4.0/2000
動作確認（機種，OS）：Windows-XP
行うこと：LHaとZipファイルを解凍する
説　　明：「拡張子」（本来のファイル名の後に"．"（ピリオド）に続いてついている3文字のことを呼びます．）が"．lzh"あるいは"．zip"のものが，このソフトウェア使用対象です．
解凍方法：このファイル自体も圧縮されていますが，こちらは「自動解凍」なのでクリックするだけです．

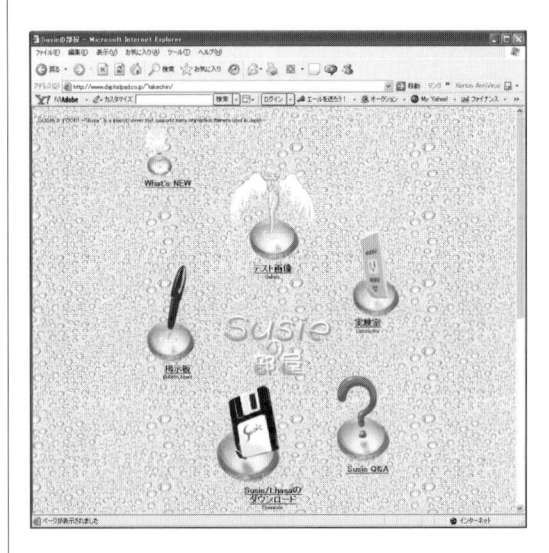

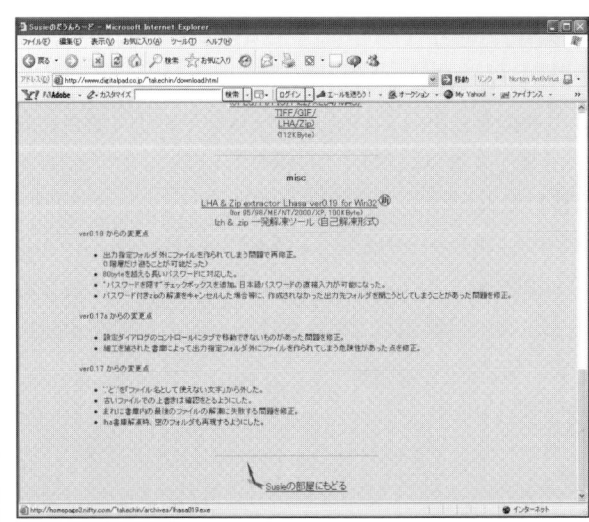

使 用 方 法	付属の解説にしたがってください．基本的には， 1）このソフトウェア自体は「自動解凍」つまりマウスでクリックすれば動くので，このソフトウェアを解凍する別のソフトウェアは不要です． 2）その際に，出力先にデスクトップを指定し，個別にフォルダを作るように設定しておくのがお勧めです．そうすると，デスクトップにアイコンができます．これでLHASAを使う準備ができました． 3）あとは解凍したいソフトウェアを，このアイコンに重ねます．（「ドロップする」と表現します．） 4）そうすると自然に解凍されてフォルダができます． 5）このフォルダの位置が気に入らなければ，手動で適当な個所に移動してください． 6）本書で，「自動解凍」となっているものは，本ソフトウェアと同様に「拡張子」が".exe"のものは，自動解凍ですから，本ソフトウェアを使う必要はありません．
備 考 1	私の手元のバージョン（0.17）にはWindows–XPは対応OSには入っていませんが，動作しています．
備 考 2	MS–DOS時代に吉崎栄泰氏が作成して確立した圧縮・解凍ソフトウェアであるLHAと，それで扱うファイル形式である".lzh"に関連しています．このLhasaには，それとは別個の".zip"形式の圧縮ファイルを解凍する機能がついています．
備 考 3	備考3：Lhasaには圧縮機能はありません．圧縮は，本書の狙いのレベルを越えますので，どうしても必要な方は適当な方法で勉強してください．現在のパソコンの性能と通信環境では，圧縮の必要性は低下したというのが私の意見ですが，ゼロになったわけではありません．
使 い 道	とにかくLhasaをダウンロードして使えるようにしないと，使えないソフトウェアやデータがあります．
利点とコメント	zipファイルにも対応してくれたのが大きな利点です．以前は別個の解凍ソフトが必要でしたから．こういう素晴らしいツールを作成し，フリーソフトウェアとして提供して下さる方々に感謝と敬意を表します．

（諏訪邦夫）

汎用ソフトウェア（医学以外）

PDFファイルとそれを読む方法

名　　　前：Adobe Acrobat Reader（2005年11月現在 7.0.5）
著作権者：Adobe Systems Incorporated.
所在URL：http://www.adobe.co.jp/products/acrobat/readstep2.html
ダウンロードするファイル名：psa30se_ytb02_a705_DLM_jpn_full.exe
動作環境：Windows（Macintosh版もあるがファイル名は違う．）
動作確認（機種，OS）：Windows-XP
行うこと：PDFファイルを読む
解凍方法：LHAの自動解凍です．

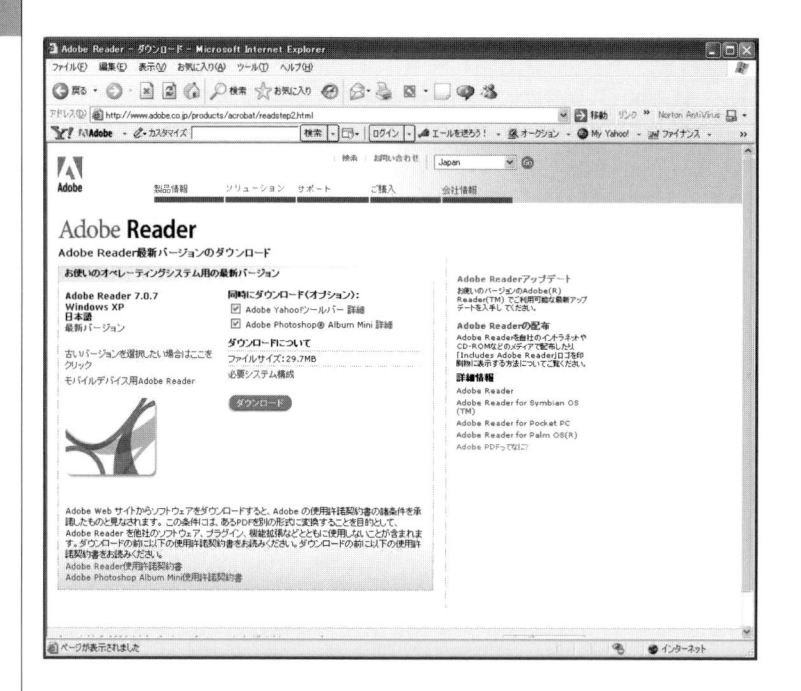

使　用　方　法	上記のファイルをダウンロードして自分のパソコンに組み込みます．
備　　考　　1	ホームページにたどり着くのは，上記のURLを入れてもちろん可能ですが，"Adobe"または"Adobe Reader"で検索すれば簡単にみつかります．また，ダウンロードするファイル名もこんなものを知ったり入力する必要はありません．
使　　い　　方	一度パソコンに組み込めば，それで使えます．
使　　い　　道	PDFファイルを読む．
利点とコメント	1）最近は，インターネットその他PDF形式での発表が多くなりました．それを読むには，このソフトウェアが必要です．もちろん無料です．ただし，名前の通り"Reader"で，「読む」だけで「書き込み」などはできません．

利点とコメント

2）ダウンロードしたファイルをその形式をこわさずに手を入れたり，自分でPDFファイルを作成するには，有料の"Adobe Acrobat"（"Reader"でないもの）が必要で，現在は"Standard"と"Professional"があり，いずれも以前よりは価格が安くなりました．

3）PDFファイルは，文字と画像とを共存させることができるのが特徴で，その使い方に少し注意が必要です．

①「一見文字とみえるが実は画像」であって，文字部分を文字として採取できない場合が少なくありません．

②また，「一応文字化していて文字としてコピーできる」場合でも，文字化が不正確でデタラメな文字になっている場合も少なくありません．この点は，日本語のデータでは特に多いようですが，英語でも字体の異なる部位（斜体など）は間違いが多くあります．

③PDFファイルをつくる一つの方法が，印刷画面を画像として採取する方法です．これは無料の"Reader"では行えませんが，有料のソフトウェアにはスキャナーを使う機能が付属しています．その場合に「文字部分を文字化する」には，あとから文字部分をOCRで文字化するので，それを念入りにおこなっていないとデタラメの文字になります．

④最近は，PDFファイルに直接OCRをかけるソフトウェアが増えて，それを使えば以前より使いよくなっています．以前は，「画像のままOCRして，あらためてPDFファイルに書き込む」という面倒な手順が必要でした．

⑤"Adobe Acrobat"付属のOCRソフトウェアは，英語を扱う性能は十分ですが，日本語を扱う性能はまるで無能力です．しかし，これも急速に改善されるのではないかと期待します．

4）この種の製品は，ダウンロードして「一応試用してみる」ことが可能なものも少なくありません．

（諏訪邦夫）

メーリングリスト

麻酔の議論を読みたい人はどうぞ

名　　　前：麻酔ディスカッションリスト

世話人：森隆比古，萩平哲，内田整

所在URL：http://www.med.osaka-u.ac.jp/pub/anes/www/masui.html

使用方法：masui-request@masui.med.osaka-u.ac.jp で加入を申請する．

加入資格：基本はタイトルの通りですから，麻酔科医の参加が多いのですが，他のグループの方々を排除はしていません．当然，麻酔の話題が多いけれども，医療一般の問題，パソコンの問題など多彩です．他科の医師の方々や，ジャーナリストの方の発言もあります．

連絡先：森隆比古先生（tmori@gh.pref.osaka.jp），
　　　　萩平哲先生（hagihira@masui.med.osaka-u.ac.jp）

使い方

上記URLに詳しい説明，ルールなどが記述されています．

利点とコメント

規定かどうかは知りませんが，匿名でなくて本名で議論しているようです．けっこう激しい議論になることもありますが．

大変に歴史の永いメーリングリストで，管理を続けられている方々に感謝します．

（諏訪邦夫）

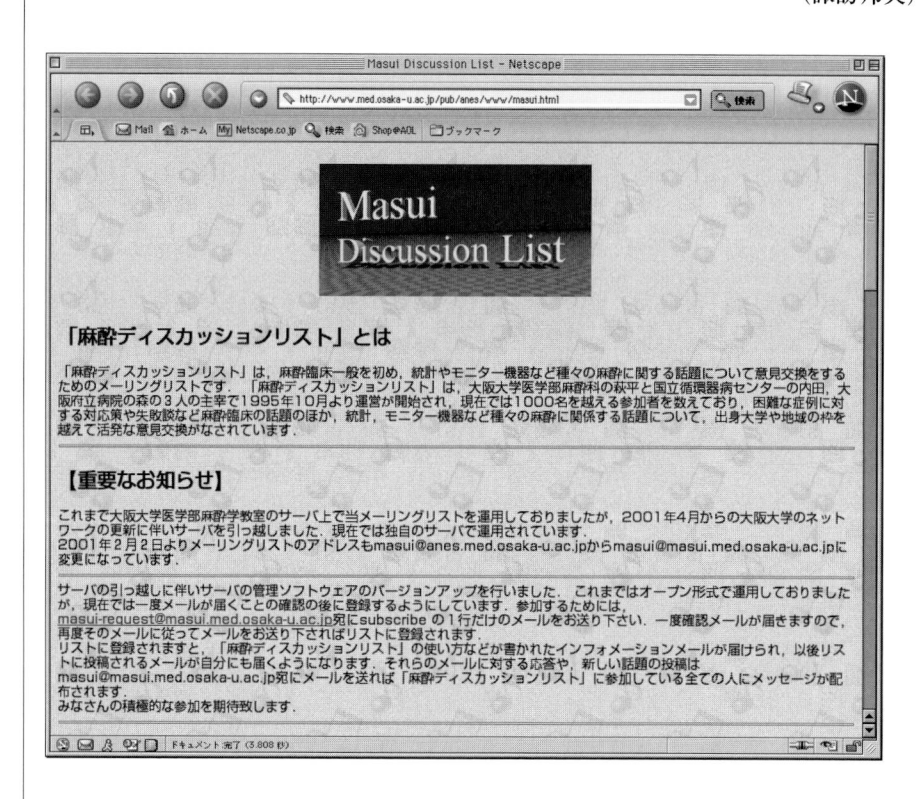

メーリングリスト

建前の医療と法律から世事万端に

名　　　前：医療と法律の談話室
世話人：竹中郁夫
所在URL：http://www.aurora-net.or.jp/~dns05127/
使用方法：竹中氏にメールを送って加入申請
加入資格：特にない．医師が多いようだが，法律の話も多い．まったく無関係な
　サイエンスや政治の話も多い．
連絡先：竹中郁夫先生（dns05127@aurora-net.or.jp）

利点とコメント

　これも匿名でなくて本名で議論しているようです．けっこう激しい議論になることもあります．

　　竹中郁夫先生は，医師で弁護士で両方とも現役で活動中です．在札幌ですが，日本中をいろいろと跳び回っていらっしゃるスーパーマンで，名作「医療紛争対処ハンドブック」の著者でもあります．

　　このメーリングリストは一応は「医療と法律が建前」ですが，論客がそろっていて実に世事万端に及びます．政治はもちろん，歴史や芸術や，とおもうと単純なぼやきなど…．議論がどんどん発展していくのはメーリングリストの性格ではありますが，それにしてもよく展開します．

　なおこのサブとして「ツリー型医療と法律の談話室：http://www2.realint.com/cgi-bin/tbbs.cgi?tibikinsantaro」というのもついていて，上のURLからジャンプできます．

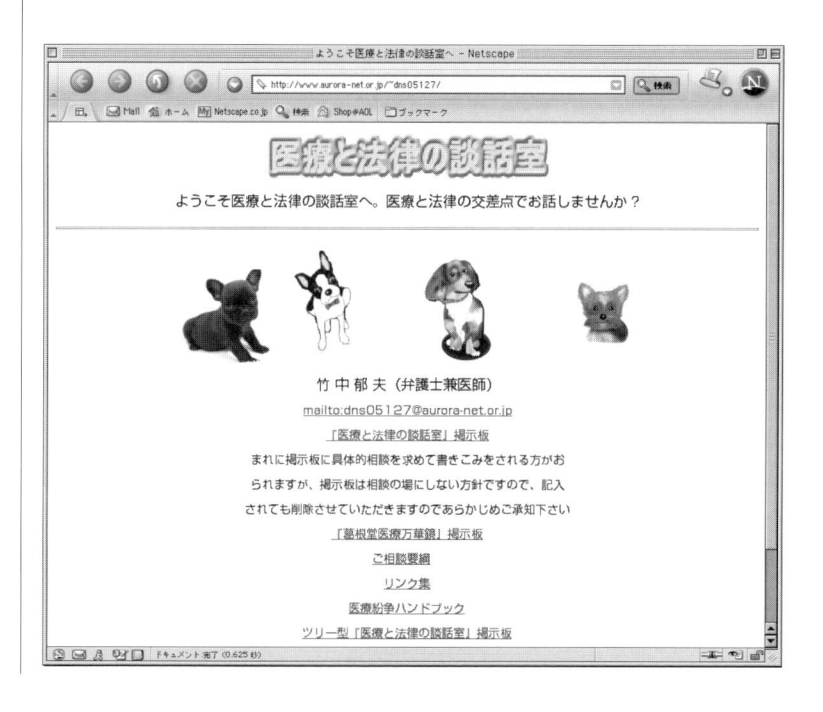

　　　　　　　　　　　　　　　　　　　　　　　　　　　　　　　　（諏訪邦夫）

有料の
ソフトウェア

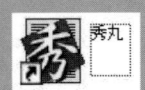

秀丸：エディターの名品 (有料ですが廉価)

名　　　前：秀丸エディタ
著作権者：斉藤秀夫　山田和夫
所在URL：http://www.vector.co.jp/soft/win95/writing/se086280.html
ダウンロードするファイル名：hm507_signed.exe
動作環境：WindowsXP　WindowsMe　Windows2000　Windows98　Windows95　WindowsNT
動作確認（機種，OS）：Windows–XP
行うこと：Windows用エディターの代表です．
解凍方法：LHAの自動解凍で使えるようになります．
価格：シェアウェアで，価格は4,305円(税込)

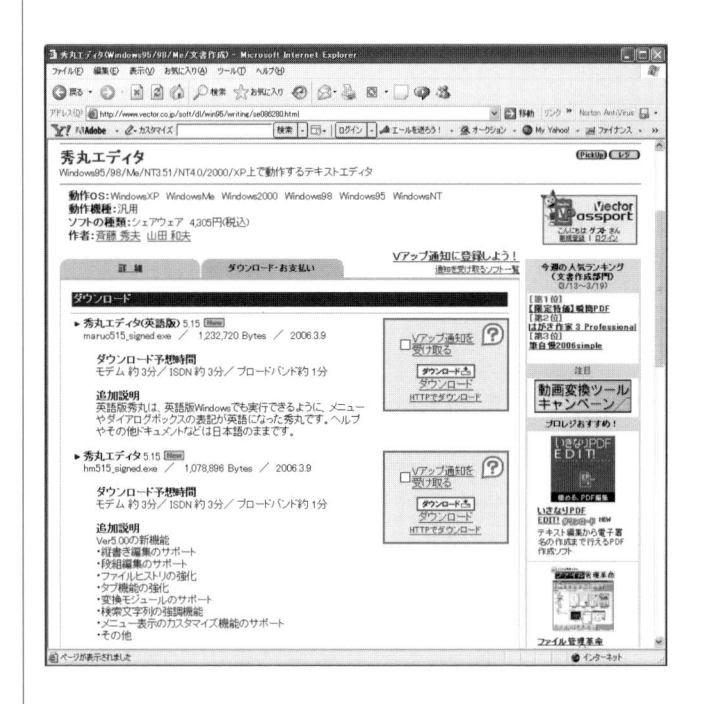

内　容	「秀丸」は，Windowsの初期から使われ続けているエディターの名品です．しかも，当初からパッケージでなくて通信による配布ですから，そもそも廉価な上に一度払うとバージョンアップに対する支払いは要求されないので，さらに安上がりです．
備　考　1	このソフトウェアは「シェアウェア」つまり有料ですが，継続的に使うのでなくて試用するだけなら無料なので，「使ってみて気に入ればお金を払って継続使用する」というやり方がとれます．さらに，同一使用者なら何台のパソコンに組み込んでも差し支えないと宣言しています．（注：ソフトウェアによっては複数のパソコンに組み込むと動かなくなったり，「別の装置で使っている」と苦情をいうものもあります．）

備考 2	もう一つ，下の条件に当てはまる人は支払いを免除されるので，その方々は作者と連絡して下さい．試用版の制限を解くキーを教えてくれます． ・Windows関係を扱う本や雑誌の著者の方（著書を知らせる） ・フリーソフトウェア作者の方（ソフトを公開していることが条件）
使い道	秀丸は途方もなく多機能・高性能でよくできたエディターです．大量の文章を書く人で，「エディターというものを使ったことがない」，「いつもワープロソフトだけ使っている」という方は，是非試用をお勧めします．起動が速い，スクロールが速い，ファイルサイズの制限がなく，開けるファイルの数も多い，文字列検索を多数のファイルに同時にかけられる，カスタマイズ（自分用に調教）機能などはほんの一部です．
利点とコメント	秀丸のもう一つの利点として，使用者が多い故に情報が行き渡っていて，Q&Aが充実していたり使用者が開発したマクロの種類が多いなどの利点があります．エディターの特徴として使用者にプログラマーが多いので，その点でもマクロをはじめとしていろいろこの類の情報が蓄積しやすいと推測します． 　とにかく素晴らしいソフトウェアであり，しかも試用なら無料ですから，エディターを使っていない人が試みないのはもったいない！ <div style="text-align:right">（諏訪邦夫）</div>

コラム

「エディター」とは？ワープロとの差は？

　ワープロソフトはどなたもお使いでしょうが，本書の読者には"エディター"をご存じない方もいらっしゃると推測するので，秀丸と関連して"エディターとは何か"を説明します．

エディターの特徴

　エディターは，ワープロと同様に「文字や文章を書くソフトウェア」ですが，基本的に「文字だけ扱う」のが特徴で，エディターがつくるファイルを「テキスト形式のファイル」と言います．図表や画像ファイルを組み合わせたい場合には，後述の「ファイル連携」機能を使います．

　エディターで作成するファイルは，文字ファイルなら「完全互換」です．たとえば，私の常用エディターは"WZeditor"という商品ですが，それで作成したファイルは「秀丸」でも，Windows付属の「メモ帳」でも開けます．それだけではなくて，一般のワープロソフトは「テキスト形式のファイル」を扱えるので，MS–Wordや一太郎でも開けます．

　それだけではありません．「文字だけ」のファイルは，眺めるだけならエクセルやパワーポイントやインターネットエクスプローラーでさえも開くことができます．

　そうしてOSや機種の制約を超えて，Windowsだけでなくて，Macintoshでも開けます．

開いた文書の表示

　エディターで作成し開いた文書がどう表示されるかは，個々の文書に依存しません．どう表示されるかは，エディターソフト側の指定にのみ依存します．テキストファイル自体は，文字をもっているだけで，ファイル自体には文字サイズ・表示（一行の文字数・一頁の行数）のデータは入っていません．

　それがどういう意味があるでしょうか．私はこう考えます．エディターを使う限り，どのファイルを開いても，ファイルが入れ替わっても，同じ文字サイズ・一行は同じ文字数・一頁は同じ行数の表示になります．こうした点は，場合によっては欠点ですが，状況や考え方によっては大きな利点で，たとえばいつも同じキーの扱いで読むことができ，文字のサイズの変更などを考慮する必要がありません．

　インターネットのブラウザで眺める画面には文字が小さかったり，特殊な背景などで読みにくいものがありますが，それもコピー/ペーストでエディターに写せば読みやすくなるので，そういう風にも使えます．

データのサイズ

　テキストファイルのサイズは，原則として文字数分だけで例えば「諏訪邦夫」と入れてそのままファイルにすると8バイトのファイルができます．日本語は1文字が2バイトなのでこうなります．

　ところが，同じことをMS–Wordでやってみると，24604バイトのファイルができます．これが最低のファイルサイズのようです．ワープロソフトは，文字以外の情報つまり文字表示の情報（文字の大きさやサイズ），行数表示の情報，印刷のための領域があらかじめ確保されているので，ファイルのサイズが大きいと推測します．

本体のサイズ

ソフトウェア本体のサイズをみると，WZの本体は2MB，秀丸の本体は1MBです．MS–Wordの場合は，現在は"MS–Office"の一部として動くので，これに比較すると非常に大きくなります．そのかわり，エクセルやパワーポイントとの間に情報交換が容易だという特徴があります．

ですから，「文字情報だけを扱う」場合にはエディターが便利で，逆にエクセルやパワーポイントと連携をしながら仕事をする際には，MS–Wordが便利と言えるでしょう．

ファイルの連携とは

エディターの使用と関連して「ファイル連携」のことを述べます．「ファイル連携」はパソコン使用の重要なポイントで，要するに作成したファイルを単独で独立して放置せず，他のファイルと連携させることです．フォルダに納めるのはもちろんですが，他に「目次ファイルと連携させる」，「参考にするファイル同士を連携させる」，「文書ファイルと画像や図表ファイルを連携させる」などいろいろな用途があります．

このような手法を採用すると，作成したファイルが行方不明になる頻度が減り，関連したものを開くことがワンタッチで可能になって，「探し回る」必要も減ります．

ファイルの連携のやり方

ファイル連携は，MS–Wordでもエディターでもできます．MS–Wordでは"ハイパーリンク"機能を使い，連携しているファイルがあることは画面の文字のハイライトでわかります．

エディターでは"タグジャンプ"機能というのを使い，画面に連携先のファイル名を書くので，連携しているファイルがあることは画面のファイル名表示でわかります．テキストファイルの場合は，ファイルの中に異なる形式のファイル（表，画像，パワーポイントなど）を持ち込むことはできませんが，ファイル名を書いておけば，ワンタッチで開くことはできます．

MS–Wordの連携の仕方は，インターネットブラウザのやり方と似ていて，「連携がある」ことはわかりますが，「連携先の名前」は不明です．一方，エディターでは，画面に連携先のファイル名が見えるので，この点が場合によっては利点かもしれません．

私自身のエディターの使い方

私は「文章を書く」仕事が圧倒的に多いので，ワープロではなくてエディターを使います．本書のように多数の項目からなる本を書く際にも，「目次ファイル」をつくって，そこから次々にタグジャンプで目的のファイルを開いて処理します．開くファイルの数は，理屈の上では制限はありませんが，実際に10個以上を同時に開くことはごくまれでしょう．

エディターを使う理由の一つは，MS–DOS時代の弱体パソコンの名残りもあります．当時のパソコンでは，軽量のVZと重量級の新松との使用感の差は圧倒的でした．VZの軽量高速に狂喜した記憶があります．私は"WZeditor"を常用し，「秀丸」を常用はしませんが，理由は前者が使い慣れたVZと似ているからというだけです．

公平にみて，多分「秀丸」のほうが使用者が多く，機能も強く，しかも安いのです．最初の料金が安いだけでなく，「秀丸」はバージョンアップ料が無料ですから，初期投資の4千円強で「永遠に使える」ことになります．有料とはいえ，極端に安いと言えるでしょう．

本書に，「秀丸」をわざわざ紹介した理由です．

（諏訪邦夫）

有料の
ソフトウェア

本格的な医学のパソコンソフトウェア二つ

名　　　前：シムクールとシムアネステジア
　いずれも，医学書院から販売されている有料のシミュレーションソフトウェア．パッケージです．
　シムクール（SimCour）―救急医療を対象としています．
　シムアネステジア（SimAnesthesia）―麻酔を対象としています．

動作環境：Windows

動作確認（機種，OS）：Windows–XPで動作確認済み

行うこと：何種類かの患者が入っており，それに診断と治療を加えていく．上手に処理すれば順調に経過し，ヘマなら悪化する．

解凍方法：不要

価格：各々29400円（本体28000円＋税5%）

内　　　容	両者とも，ミシシッピ大学のガイトン教授らの開発した人体生理のソフトウェア（たとえば，Guyton AC, Coleman TG, and Granger HJ. Circulation: overall regulation. Annu Rev Physiol 34: 13.46, 1972. に詳しく記述されている）を基礎にして，プログラムを日本電気が開発して医学書院が販売を担当しています．
使　い　方	内蔵されている症例の他に，使用者が欲する症例を作成して使うことも可能な由です．私の所持するバージョンは古いのでできませんが．
使　い　道	学生のトレーニングに絶好ですが，けっこうレベルが高い印象を受けます．
利点とコメント	1）基本はよくできています． 2）公平に見て，これだけの質のものにこの価格はむしろ安いくらいかも知れません．しかし，購入して使用する立場からみると「高価」という印象は否めず，個人で購入使用は無理でしょう．「学生の1クラスで一つ」とか「教室で1セット」という考え方がまともかも知れません． 3）実売数はどの程度なのでしょうか．ダウンロード型にして安く販売することは考えられないでしょうか． 4）シムアネステジアの発売時（2000年）に筆者（諏訪）が加えたコメントが，現在も商品紹介の頁に掲載されていて，それは以下のようで，現在も抱いている不満です．もっとも，最新版までチェックはしていません． 　「……華やかな「ゲーム性」を持たせて，学生や研修医に「明確な目標」を与える道筋も作ってほしい．今のままでは，どの症例が「興味深い」「事件性がある」のか不明で，学習が身につく前に飽きてしまい，「パソコンソフトの多機能性」が生きない． 　「具体的には，「ゲームとしての勝敗」を決める．競技者のランクをつけ（「学生」「研修医」「専門医」「教授」など），そのランクを30例の患者に割り振るか，

同じ患者がランクによって難しくなるのもよい．難しいランクでは，うかつに「麻酔」すれば患者が死んでしまうが，上手にケアすれば無事生還して手術室から退出できるようにする．最後に採点をつけ，高点なら誉め，悪点なら激励，罵倒，侮蔑する（もちろん，学生の悪点なら激励し，教授の悪点なら罵倒し侮蔑する）などの路を加えれば，若者がどんどん挑戦して知らぬ間に麻酔のおもしろさを身につけてくれる可能性が増えるだろう．監修者の落合亮一先生はこういうセンスが抜群に溢れているはずで，ぜひそうした方向をめざしてほしい．」

　現在も同様に考えますが，その後一部の方々と議論したところでは，医療をテーマにゲームをすることに不賛成と考える人も少なくないようではあります．
5）この商品グループには以前「シムナース」というのがありましたが，現在はカタログに載っていません．

（諏訪邦夫）

医学・医療一般の各種データ

「さぬちゃんのおすすめHP」自身のホームページと氏の推薦するホームページと

名　　　前：さぬちゃんのおすすめホームページ
所在URL：http://msanuki.com/links.html
名　　　前：麻酔科医の麻酔科医による麻酔科医のためのホームページ
所在URL：http://msanuki.com/index.html
著作権者：讃岐美智義
ダウンロードするファイル名：オンラインページですが，大量のソフトウェアも
　　紹介しています．
動作環境：IEエクスプローラ，ネットスケープその他でインターネット接続環境
行うこと：ホームページへの接続

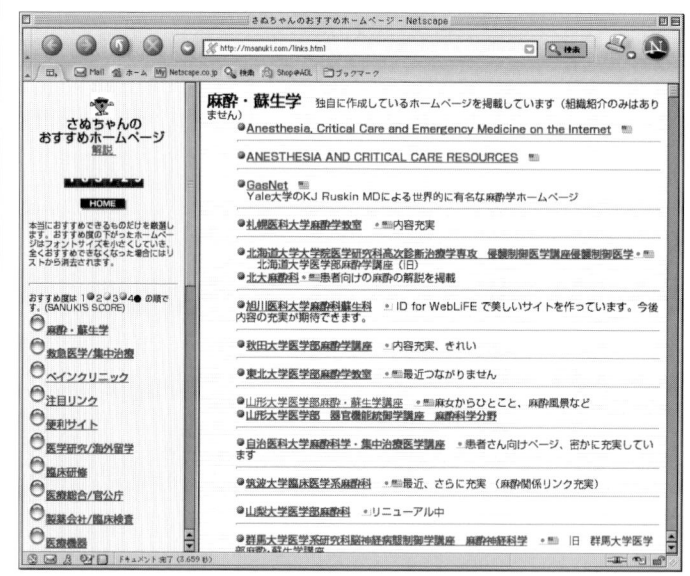

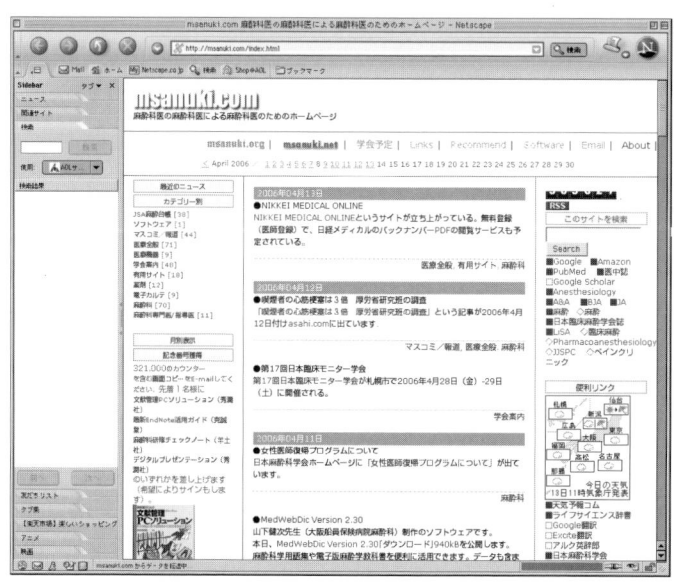

備　考　1	二つともホームページですが，途方もない分量の情報をもっています．「さぬちゃんのおすすめホームページ」はよくもこれだけ集めたと感心するほどの「リンク目次集」で，ここから医学・医療の世界中の情報に跳べるといって過言ではありません．一方，「麻酔科医の麻酔科医による…」のほうは，讃岐先生の自作ソフトウェアを中心に掲載していて，そのかなりの部分を本書で個々のソフトウェアの項目で紹介しています．
使 い 道	ご自由にどうぞ
利点とコメント	作者が麻酔科医なので，その領域を重視しているのは当然ですが，しかしその他にも，次のようなタイトルがあります．画面から写しただけですが，その多彩さがわかるでしょう．

- ・注目リンク　・便利サイト
- ・医学研究/海外留学　・臨床研修
- ・医療総合/官公庁　・製薬会社/臨床検査　・医療機器

- ・サーチエンジン　・辞書/翻訳，教科書/マニュアル　・文献検索/投稿規定
- ・書店/書籍検索・注文
- ・学会出張/移動　・学会関連/学術誌　・学術誌出版社

- ・ガイドライン　・EBM関連　・電子政府など
- ・電子カルテ　・Macintosh情報　・Windows情報　・Linux情報
- ・PDA情報　・PC-LINK　・フリーソフトウエア　・新聞/報道機関

（諏訪邦夫）

医学・医療一般の各種データ

立川ノート：医学全般の電子ノート

名　　　前：電子医学ノート
著作権者：立川察理（たつかわあきみち）
所在URL：http://akimichi.homeunix.net/~emile/aki/
ダウンロードするファイル名：全体が内科系・外科系・その他の3系列にわかれ，その中がさらに専門別に分かれています．そうして，各専門はファイルの種類がHTMLとPDFの2種あります．HTML形式はつぎつぎとキーワードをたぐる方式ですので，画面を参照して眺めるのは有用ですがダウンロードには適しません．PDFファイルのほうは，一挙にダウンロードできます．
動作環境，動作確認（機種，OS），解凍方法などは特別なことはありません．PDFファイルを読むのに，Adobe Acrobat Readerが必要なのはもちろんです．

内　容　1	医学全般にわたる「ノート」で，PDFファイル合計で8MB以上，文字だけで4MBを超える分量です． 　内科系が，循環器，呼吸器，消化器，肝胆膵，腎臓病学，神経病学，血液病学，内分泌・代謝系，精神科，皮膚科・膠原病，生殖系，小児科学の12種，外科系が耳鼻咽喉科，麻酔科学，整形外科学，眼科学の4種，その他が，薬理学，臨床検査，放射線医学，医学統計学，社会医学の5種で，合計で21種類です． 　外科系の数が少ないのは，外科の個々の臓器は内科系の当該系に分類されている（たとえば心臓手術は，内科の循環器に記述されている）故で，そこに十分に書き込まれています．
内　容　2	参考のために一部のPDFファイルの頁数を記述します． 　　内科系呼吸器　；350頁　　循環器　　　；375頁 　　外科系麻酔科学；66頁　　整形外科学；257頁 　　その他臨床検査；156頁　　医学統計学；93頁
使用方法	下記の経緯で現在はPDFファイルになっているので，自由にダウンロードして自分のパソコンに取り込めます．
備　考　1	各項目は，文章としてまとまっていない部分も少なくありません．タイトルの示すとおり「ノート」の書き方ですからそれが当然で，場合によっては見やすいし使いやすいとも感じます．
使　い　道	上記のようにかなり充実した「教科書」です．全部に目は通していませんが，個々の記述はタイトルの通り高度ではありませんが学習には十分の水準で，領域も基本をカバーしています． 　「ノート」とは言いながら内容はかなり充実しています．私がやや丁寧にチェックしたのは「呼吸器」「麻酔科学」それに「臨床検査ノート」の中の「血液ガス」

などですが，いずれも充実した内容で不満はありません．

　各領域の「ノート」は「医学生時代のノート」と説明されていますが，その素晴らしさに感嘆しました．大変な能力の持ち主と断言します．立川先生をインターネットで検索すると大量の情報がみつかりますが，プログラマーであること，音楽好きなこと，小説も書かれることなど興味の範囲が広いことはわかりますが，世俗的な意味での「正体」は不明でした．

　ともあれ，世の中にはすごい能力の持ち主がいると驚嘆させられる方々の一人です．

　このノートの特徴として，参照している書籍のリストをしっかりと挙げてある点と，さらに全文検索可能な機能がついていることを特筆します．

利点とコメント

以前はLaTeXという形式で全文のダウンロードができるようになっていましたが，個々のノートはコピー/ペーストで取り込まざるを得ませんでした．

　LaTeXのファイルを読むのが私には不可能で，他の方々にもむずかしそうで「宝の持ち腐れ」と感じました．阪大の萩平哲先生に相談したところ，PDFへの変換は比較的容易で元の形も保てるというご意見でしたので，その旨を作者の立川察理先生にお話して変換をお願いしたところ，注文を訊いて下さって，「一般のパソコンユーザーが使いやすいように」という意向で先生ご自身が現在の形式に変更して下さいました．PDFファイルのものは，科目ごとにダウンロードして自分のパソコン内で読めるようになっています．わがままな注文を聞き入れて下さった作者に，敬意と感謝をささげます．

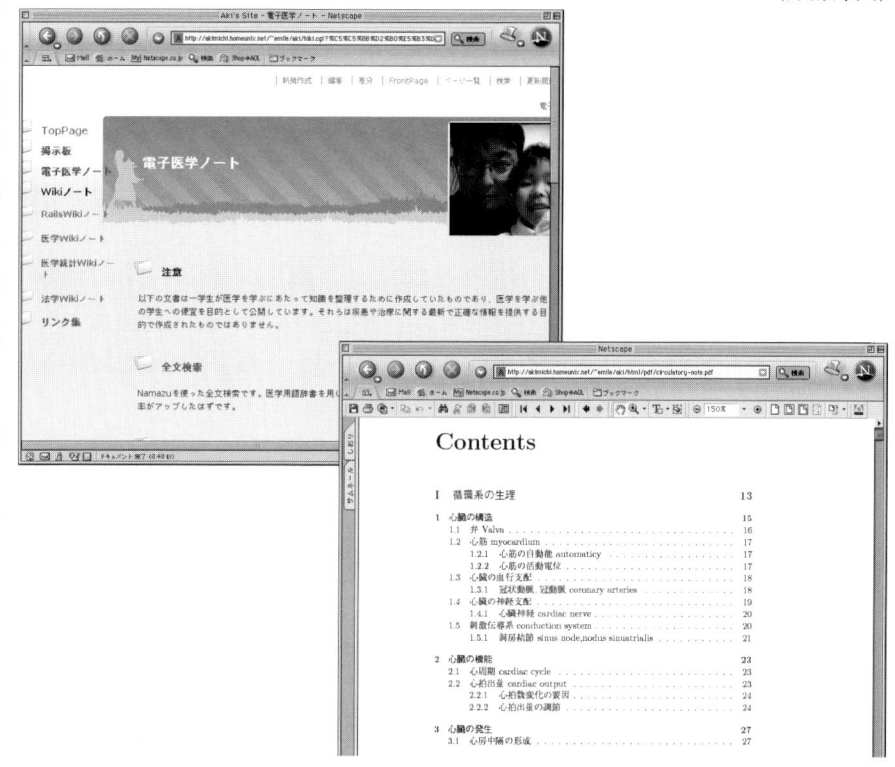

（諏訪邦夫）

> 医学・医療一般の各種データ

がん関係（がんセンター）：さすがにレベルの高いがんの解説

名　　　前：国立がんセンターへようこそ

著作権者：国立がんセンター（がん情報サービス係）

所在URL：http://www.ncc.go.jp/jp/

ダウンロードするファイル名：ダウンロードできる情報もあるかもしれませんが，大体はブラウザベースです．ほしければすべてコピー/ペーストで貼り付けるか，htmlファイルのままダウンロードするか，MS-Wordなどに変換して保存するかのどれかでしょう．

動作環境と動作確認（機種，OS）：ブラウザで読む．

行うこと：病気の解説が中心．場合によっては医療の方針，たとえば「癌告知の問題」や，基礎的な医学知識の頁もある．

使い道	情報を読む．一部は図などもあって写すことも可能．
利点とコメント	1）すべての情報がしっかりと充実しています． 2）頻回にアップデートされて，新しい情報も載っています． 3）基本は文章の説明です．図が掲載されている場合も，「ふつうの医学教科書の図」に近く，この面はやや消極的な印象を受けます．つまり図は載ってはいますが豊かとは言えず，「漫画」「動画」はほとんど使っていません． 4）「がんについての市民公開講演会記録」の部分は，スライドが提示されて図が比較的多いようです． 5）比較的硬い表現でしっかり書かれている箇所が多く，一般の方々がアクセスして情報を得ようとするには，かなりの基礎知識と努力が必要かもしれません．「自分や家族のこと」なら真面目になって勉強するでしょうから，これでよいのかも知れません．しかし，「ちょっと知りたい」という狙いには戸惑う場合も多いでしょう．情報が多いので，「書いてないことは少ない」でしょうが，逆に多すぎて何が重要かもわかりにくいかもしれません． 6）もう一つ，国立の組織なのに，あるいは「国立の組織故か？」治療成績を示す場合に，一般論を示すにとどめて，自分の施設の具体的な数値を明確にしていない印象を受けます．この点は，一部の組織が自施設の成績をできるだけ明確に示そうと努力しているのとは対照的です． 7）ともあれ，組織の活動をしっかりと伝えており，内容の豊かさに敬意を払います． 8）ここには，国立がんセンターの頁のみを紹介しましたが，他にも多数の施設が優れた解説の頁を開いていることを付記します．

（諏訪邦夫）

医学・医療一般の各種データ

わかりやすい病気のはなし

名　　　前：「わかりやすい病気のはなし」シリーズ小冊子の閲覧（PDFファイル）
著作権者：日本臨床内科医会
所在URL：http://japha.umin.jp/
ダウンロードするファイル名：読みたい内容によってダウンロードするファイル
　も異なります．すべてPDFファイル
動作環境：Adobe Acrobat Readerが必要．
動作確認（機種，OS）：Windows-XP
行うこと：病気の解説

内　　容

「骨粗しょう症」，「骨粗しょう症Q&A」，「気管支喘息Q&A」，「せきとたん」，「慢性気管支炎」，「肺気腫狭心症高気圧」，「糖尿病性神経障害」，「気分障害」，「頭痛」，「過敏性腸症候群」，「糖尿病と血糖自己測定（新版）」，「蛋白尿の意味と対策」，「食事療法」，「糖尿病予備軍」，「血糖自己測定」，「しびれ」，「花粉症」，「じんま疹・アトピー性皮膚炎」，「自律神経失調症」，「高脂血症」，「糖尿病の飲み薬 」，「C型肝炎」など約25の病気を簡単に解説しています．分量は大きな絵がついて15頁くらい．詳細な解説というよりは，関心のある方が「ちょっと眺めて頭に入れる」という類のスタイルを採用しています．

使 い 道

病気の概念的な把握に便利

備　考　1

全体はhtmlで書いてある通常のホームページですが，このシリーズは個々にPDFファイルになっていてダウンロードを許しています．
一般の方に病気を「やさしく」あるいは「わかりやすく」解説することはとても重要ですが，大きな組織が真面目にとりくむことは比較的まれと感じています．「正統的な解説」ならいろいろと多いのですが，それは読者の側によほど強い関心と強固な基礎知識がないと歯がたちません．わかりやすく解説することはけっこうむずかしいので，その意味でこのシリーズはそのむずかしい仕事に立ち向かって何とか克服しようという姿勢に敬意を表します．

この会のホームページへのアクセス数が，わずか5500となっています．ちょっと信じがたい．10倍でもまだ少なすぎると思うくらいですが．診療していて，患者さんの不勉強に腹立たしい思いを抱くことが少なくありませんが，その表現の一つでしょうか．

（諏訪邦夫）

医学・医療一般
の各種データ

生体の化学の解説

名　　　前：生体の化学（MM 1）講義資料

著作権者：福岡大学 S.Terada という署名あり（福岡大学理学部化学科機能生物化学研究室）

所在 URL：http://133.100.212.50/~bc1/index3.htm

ダウンロードするファイル名：mm1_bio.pdf

動作環境：PDF ファイルなので Adobe Acrobat Reader が必要．

動作確認（機種，OS）：Windows-XP

行うこと：生化学の解説，医学生向けと書いてありますが，限定する必要はありません．

解凍方法：解凍不要

使用方法	電子教科書として
使い道	こういう本を電子的にパソコンの中に取り込めることがありがたい！
利点とコメント	素晴らしい生化学教科書です．基本的なことは系統的にカバーしていますが，随所に著者の独特のうんちくが述べられています． 　上記 URL にはこの他にもいろいろなものが掲示され，さらにダウンロードも許しています．上記のものは，「医進課程学生向け」となっていますが，他に同じタイトルで「理学部化学科学生向け」というのや，「代謝マップ」，「生物化学 IV」，「核酸の化学」なども同じように PDF 形式で自由にダウンロードできます．

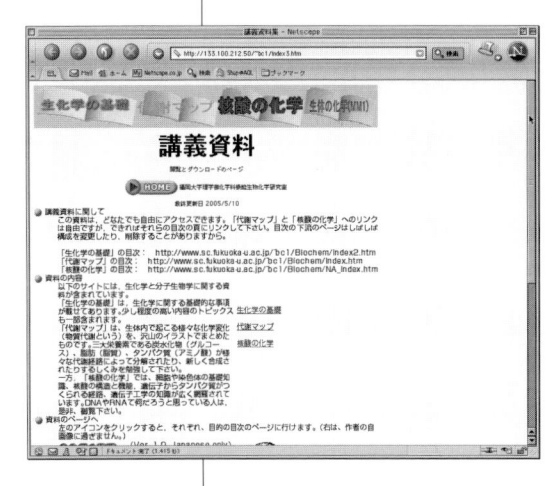

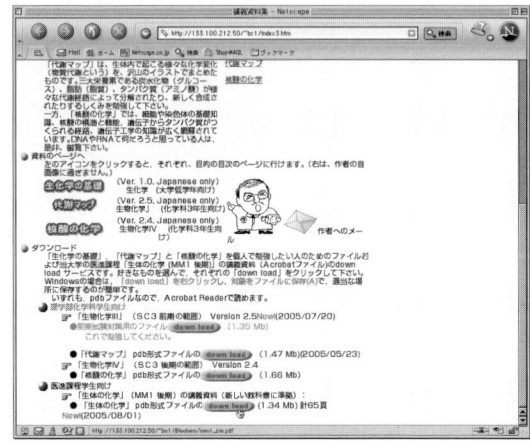

（諏訪邦夫）

医学・医療一般の各種データ

胃癌治療の権威と内容のあるガイドライン

名　　　前：胃癌治療ガイドラインについて
著作権者：日本胃癌学会事務局
所在URL：http://www.jgca.jp/PDFfiles/J-guideline.PDF
ダウンロードするファイル名：上と同一
動作環境：Adobe Acrobat Reader が必要
　http://www.adobe.com/products/acrobat/readstep2.html のURLで，フリーソフトウェアとしてダウンロード可能
動作確認（機種，OS）：特定せず
行うこと：ガイドラインそのものです．
解凍方法：不要

使い道

門家はもちろんですが，他の科の医師や一般の方々が勉強できます．
1）日本のメジャーな学会の場合，いろいろなガイドラインを発表はしていても，その内容をインターネットで公開しているのは日本神経学会他ごく少数です．
2）いろいろな病院のインターネット頁にアクセスしてみると，「当院の診療は学会のガイドラインに準拠し…」と書いてあり，だいたいどの科もそうなっています．それでいながら，ガイドラインそのものが一般の方々には入手不能に近いのですから，この記述はむなしい印象を受けます．悪く言えば，「ガイドライン」という権威だけを利用して内容は見せないので，皮肉屋さんは「無意味な記述」だと言うかも知れません．
3）ガイドラインそのものはできている場合が多いのですが，書籍の形でしか入手できなかったり，電子化されていても学会員しか閲覧できません．つまり，会員番号やパスワードの入力を要求されます．一般の人たち，患者さんは読むことができません．
4）これは外国の学会には見られない現象で，少なくともアメリカ系の学会ではガイドラインを完全に公開しています．
5）そうした中で，この「胃癌治療ガイドライン」はしっかりしたガイドラインを公開している数少ない例です．病型によってしっかりと治療の進め方が決まっているので，こういうものをみれば患者は安心して治療を受けられます．胃がんは患者の数が多いので，重要度は高いと思います．
6）公開している学会と担当者に敬意を表します．

（諏訪邦夫）

医学・医療一般の各種データ

コンピュータを外科にどう利用するかの解説

1．名前：日本コンピュータ外科学会ホームページ
　　　　　　（Japan Society of Computer Aided Surgery）
著作権者：学会
所在URL：http://www.atl.n.dendai.ac.jp/jscas/
2．名前：Internet Resources of Computer Aided Surgery
著作権者：？
所在URL：http://homepage2.nifty.com/cas/
動作環境と動作確認：ブラウザで眺める．上記二つのうち，1．は学会の「公式ホームページ」で，部外者が眺めて面白いものではありません．2．はそれと比較すると興味を惹かれる情報があるので，そちらを中心に紹介します．
行うこと：コンピュータ外科（Computer Aided Surgery）の解説など．

内　　容

1．「過去のCASニュース」は，最新が2003年10月です．それ以前は，いろいろと面白いニュースが載っています．「2002/05/23日立製作所が内視鏡操作ロボット「MTLP-1」を商品化」，「2001/12/19　国産カプセル型内視鏡」，「2001/12/05日本の医療福祉ロボットの最先端」など
2．「研究と成果」は，海外のいくつかの研究施設の成果を報告しています．例は"Carnegie Melon University :Medical Robotics and Computer Assisted Surgery"，"Massachusetts Institute of Technology Artificial Intelligence Lab."，"Johns Hopkins University CISST (Computer Integrated Surgical Systems and Technology)"その他欧米の35ほどのサイト，40ほどの日本のサイトと会社のサイトに接続します．合計70余りです．たんなる文章の情報も多いけれど，画像や映像を示してくれるところも多数あります．

使 用 方 法

ブラウザで跳んで眺めるものですが，上記の如く画像や映像のものは素晴らしい．それが大量に出てくるのは，たとえば"Harvard Medical School, Surgical Planning Lab."，"Massachusetts Institute of Technology Artificial Intelligence Lab."，"Mayo Clinic Biomedical Imaging Resource"など．

利点とコメント

面白いのは画像や映像で，それは探してみつけるもののようです．上に挙げたものの他にもいろいろとあるに相違ありません．

（諏訪邦夫）

日本コンピュータ外科学会ホームページ

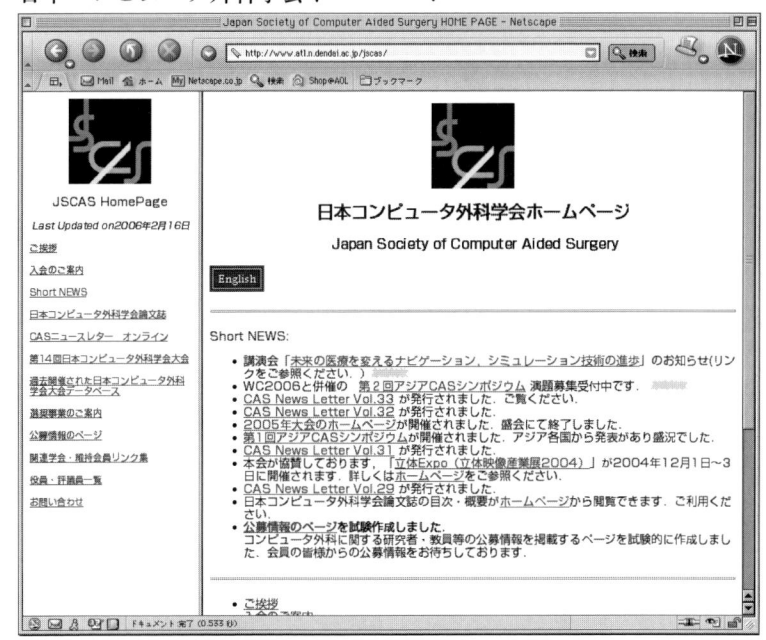

Internet Resources of Computer Aided Surgery

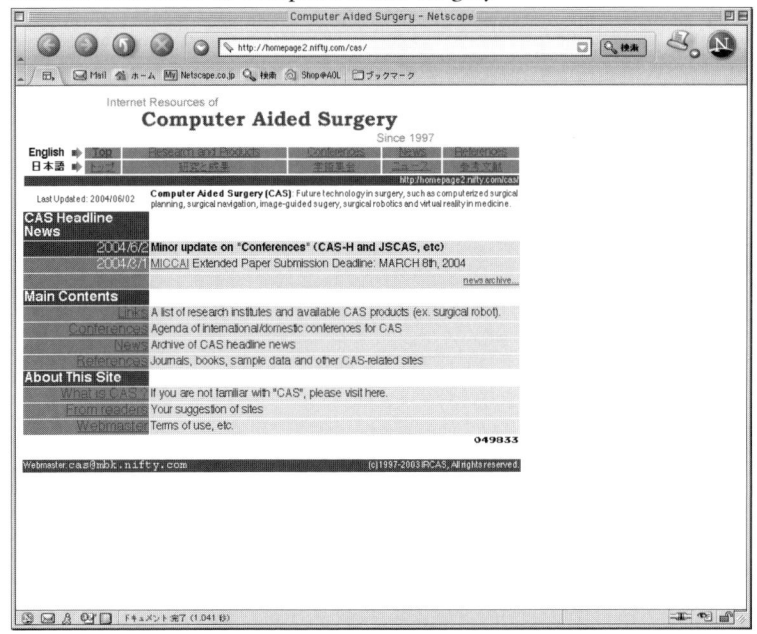

医学・医療一般の各種データ

インターネット医科大学：電子版の医学情報のまとめ

名　　　前：インターネット医科大学
著作権者：個々の記述者
所在URL：http://health.nifty.com/i-idai/index.jsp
動作環境と動作確認（機種，OS）：ブラウザベース
行うこと：ニフティが場を提供して運営し，ボランティアが参加して情報を提供する「医科大学」と「病院」

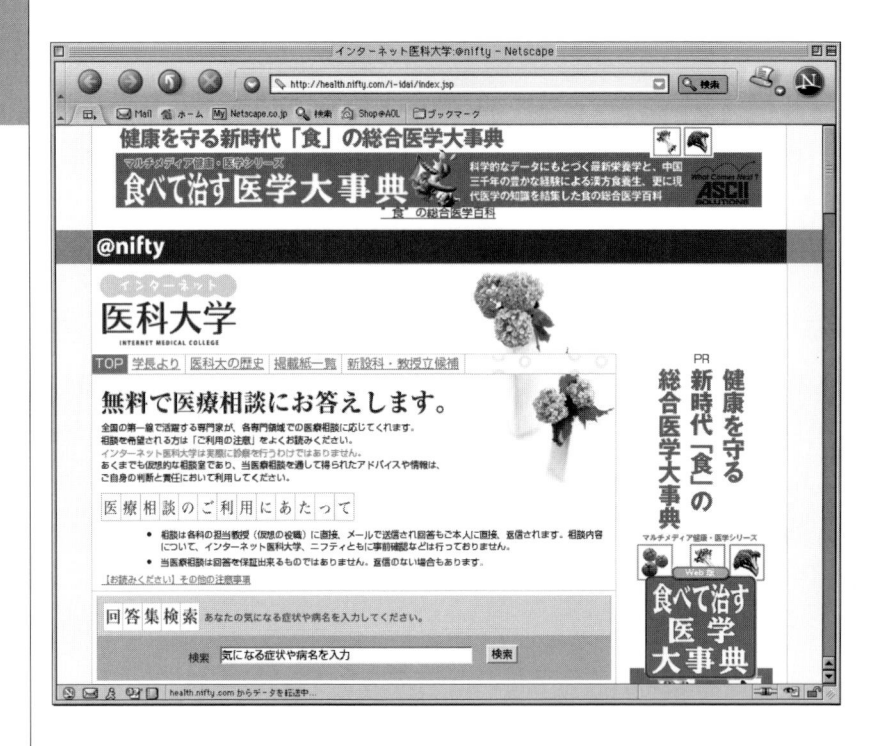

内　　容	冒頭の頁は下のようになっています．「無料で医療相談にお答えします．全国の第一線で活躍する専門家が，各専門領域での医療相談に応じてくれます．相談を希望される方は『ご利用の注意』をよくお読みください．インターネット医科大学は実際に診察を行うわけではありません．あくまでも仮想的な相談室であり，当医療相談を通して得られたアドバイスや情報は，ご自身の判断と責任において利用してください．」
使用方法	＜医療相談のご利用にあたって＞には，メールで直接相談するように書いてあります．なお，「回答集検索」の頁があって，自分の質問と類似のものを探すこともできます．

備考	1）「学長より」には「医学部の教授にはかなわないが実際の医療なら負けない」と書かれています． 2）この頁に付属してインターネット医科大学学長（岡山大学大学院医歯学総合研究科 生体情報医学 助教授 越智浩二氏）の「インターネット医科大学での医療相談を通じて21世紀の医療を考える」という文章が載っています．「設立の由来と歴史」，「患者と医師の間の情報交換」，「インフォームド・コンセント」，「セカンド・オピニオンと医療情報の公開」，「21世紀の医療とインターネット」などを4つの文章で図入りで詳しく考察しています． 3）ホームページにはいろいろな「科名」が書かれて，「内容は公開されている」というものはそのマークがついています．「科名」は，通常の医療の分類とは必ずしも一致せず，たとえば「痛風科」，「外傷科」，「難治疼痛の外科手術科」などがあります． 4）「教授」は名前・所属・プロフィールなどが明確な場合と匿名の場合があるようです． 5）1997年からはじまっているので大変な分量の情報があって，検索すると取捨に苦しむほどです． 6）眺めるのは自由ですが，実際に「相談する」にはニフティのアドレスが必要です．
使い道	情報量が多いのでふつうの問題なら類似のものがみつかる可能性が高いでしょう．
利点とコメント	この試みと努力に敬意を表します．

（諏訪邦夫）

医学・医療一般の各種データ

医学英語語幹辞書：医学英語の語幹を解説

名　　　前：医学英語語幹
著作権者：大井　毅
所在URL：http://www.jedo.jp/a.htm
ダウンロードするファイル名：ダウンロードはできませんが，全体が一つの頁の構成なので，コピー/ペーストでテキストに写すことが可能です．全部で200kb弱です．
動作環境：テキスト形式に写す．
動作確認（機種，OS）：Windows-XPとWZ-editor
行うこと：医学用語の語幹の意味と例を列挙してあります．

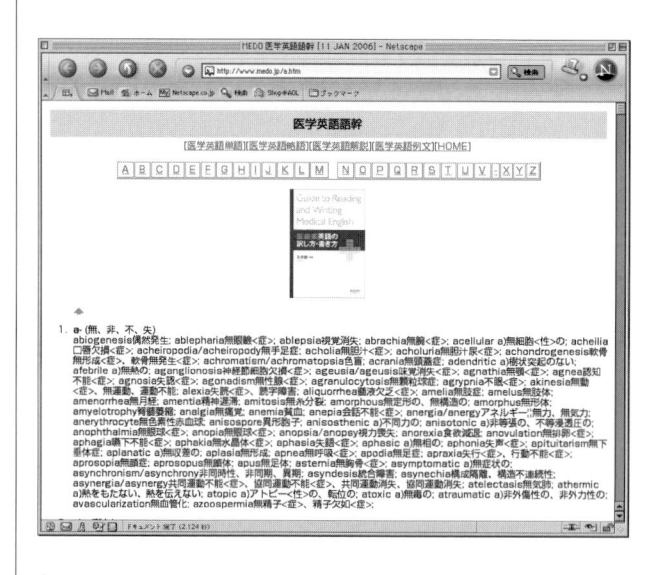

内容

内容の例：冒頭の 1 a- (無，非，不，失) の半分ほどを示します．
abiogenesis偶然発生; ablepharia無眼瞼＜症＞; ablepsia視覚消失; abrachia無腕＜症＞; acellular a)無細胞＜性＞の; acheilia口唇欠損＜症＞; acheiropodia/acheiropody無手足症; acholia無胆汁＜症＞; acholuria無胆汁尿＜症＞; achondrogenesis軟骨無形成＜症＞，軟骨無発生＜症＞; achromatism/achromatopsia色盲; acrania無頭蓋症; adendritic a)樹状突起のない; afebrile a)無熱の; aganglionosis神経節細胞欠損＜症＞; ageusia/ageusis味覚消失＜症＞; agnathia無顎＜症＞; agnea認知不能＜症＞; agnosia失認＜症＞; agonadism無性腺＜症＞; agranulocytosis無顆粒球症; agrypnia不眠＜症＞; akinesia無動＜症＞，無運動，運動不能; alexia失読＜症＞，読字障害; aliquorrhea髄液欠乏＜症＞; amelia無肢症; amelus無肢体; amenorrhea無月経; amentia精神遅滞; amitosis無糸分裂; amorphous無定形の，無構造の; amorphus無形体; amyelotrophy脊髄萎縮; analgia無痛覚; anepia会話不能＜症＞; anergia/anergyアネルギー‖無力，無気力; anerythrocyte無色素性赤血球; anisospore異形胞子; anisosthenic a)不同力の; anisotonic a)非等張の，不等浸透圧の; anophthalmia無眼球＜症＞; anopia無眼球＜症＞; anopsia/anopsy視力喪失; anorexia食欲減退…（以下略）

使 用 方 法	テキスト形式にして，ただ「検索」で探すのが便利でしょう． もちろん，データベース使用のデータファイルにするとか，エクセルを使うなども考えられるかもしれませんが．
使 い 道	単語を探すのは通常は医学辞書を使いますが，案外こちらにはあって，普通の医学辞書にはない例もあるかも知れません．
利点とコメント	1）素晴らしい！　しかし，よくもこれほどの単語が多数あって自分は知らないのに驚かされます． 2）「医歯薬英語辞書 Medical English Dictionary Service」by 大井毅というものすごいサイトがあります．（http://www.meds.jp/0.htm）ここには，「医学用語」だけでなくて関連したいろいろの情報が「辞書的に網羅されて提供」されています．たとえば，元素周期表，化合物名，生化学用語，アミノ酸，薬理学用語，生理学用語，統計用語，医学難読漢字，臨床検査値，薬品名…といった具合です．その上，医学のみでなく，歯学関係，英語関係，その他スペイン語，中国語などなど． 3）これだけ多領域の用語を収集するこの著者の能力と意欲に，いくら敬意を払っても払い足りない気持ちです． 　　　　　　　　　　　　　　　　　　　　　　　　　　　　　　（諏訪邦夫）

医学・医療一般の各種データ

メルクマニュアル

名　　　前：メルクマニュアル（日本語），Merck Manual（英語）
著作権者：メルク社
所在URL（英語版）：http://www.merck.com/
所在URL（日本語版）：http://merckmanual.banyu.co.jp/
　一般用（英語：home edition）
　　（http://www.merck.com/mrkshared/mmanual_home2/home.jsp）
　家庭版（日本語版）（http://mmh.banyu.co.jp/mmhe2j/index.html）
　医師用（http://www.merck.com/mrkshared/mmanual/home.jsp）
ダウンロードするファイル名：好きな箇所をコピー/ペーストで．全体は商品として入手可能．
動作環境と動作確認：インターネットブラウザで読む．
解凍方法：解凍は不要．OCRがかけてあって，文字部分はテキストになっています．

使用方法　文章ですからご自由に．

解説　メルクマニュアルのことはご存知の方が多いと思います．分量は多いけれど小型の辞書のような教科書です．

　このメルクマニュアルがオンラインで読めます．英語と日本語があり，各々一般用（home edition）と医師用に分かれ（上記URL参照），後者は基本的にキーワードを入れて検索します．使われている17版は1999年発行で，これが一応最新版です．なお，アクセスは上記のサイトへ直接行く必要はなく，メルク社のサイト（一番上のURL）からまっすぐ入れます．

　医師用マニュアルでたとえば"respiratory"と入れると，260項目が検索されました．書籍版でおなじみのとおり，一つの項目がかなりの分量で，項目毎に情報量が表示され，たとえばこの検索で冒頭に出た"Respiratory Arrest"の項目は"32KB"と表示されていますから，英数字32,000字（空欄を含む）を意味します．他の項目をみても，だいたい30～50KB程度で，したがって合計の分量は10MBと計算できます（40×260≒1万）．英字と日本語は少し違いますが，新書は4～5冊で1MBですから，10MBは新書40～50冊分の情報量ということになります．ためしに"pulmonary"で検索すると，320項目ほどヒットしました．検索には制限を加えることも可能で，"respiratory"の検索結果に"pulmonary"を加えるとヒット数は140ほどになりました．

　とにかく，これが大変に有用な情報ソースであることは確かです．さらに薬物情報用の「メルクインデクスマニュアル」も掲示されていますが，こちらは印刷体がPDFファイル形式で掲示されていてテキスト化されておらず，「メルクマニュアル」のような自在な使用はできません．真の電子版は商品として販売されているようです．

（諏訪邦夫）

英語版

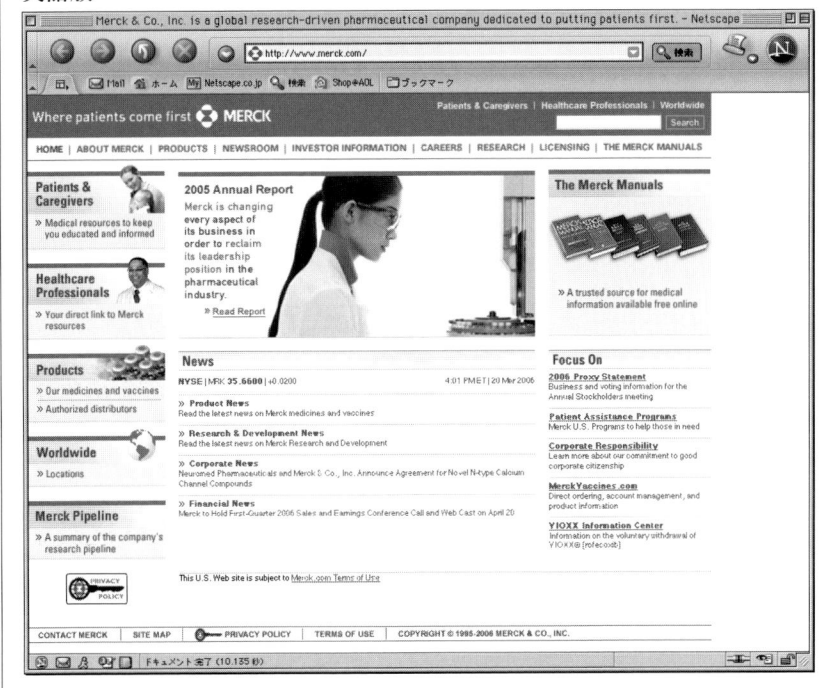

日本語版

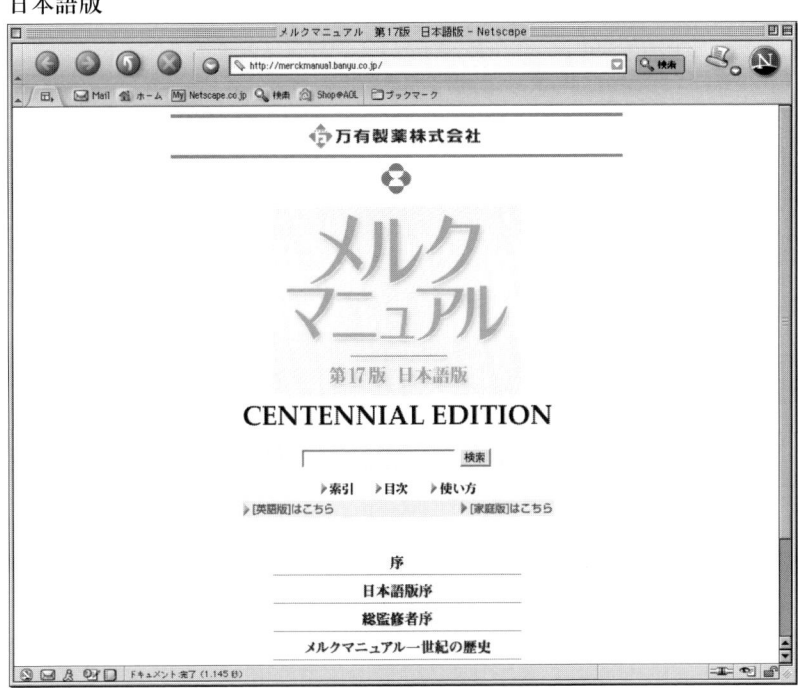

麻酔・集中治療・呼吸管理関係の各種データ

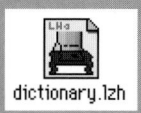

麻酔学用語辞書：学会規定版

名　　　前：麻酔学用語辞書
著作権者：日本麻酔科学会
所在URL：http://www.anesth.or.jp/common/publication.html
　ここで「3版英和，3版和英，3版略語」というところにいって，ダウンロード．
ダウンロードするファイル名：dictionary.lzh
動作環境：テキストファイルですから自由に使えます．
動作確認（機種，OS）：テキストエディターはもちろん，日常使用のワープロソフトで使えます．
行うこと：麻酔学用語の日英/英日辞書および略語辞書です．
解凍方法：上記の圧縮ファイルを解凍すると，「3版英和整理，3版和英整理，3版略語整理」という3つのテキストファイルができます．総計350KB位．

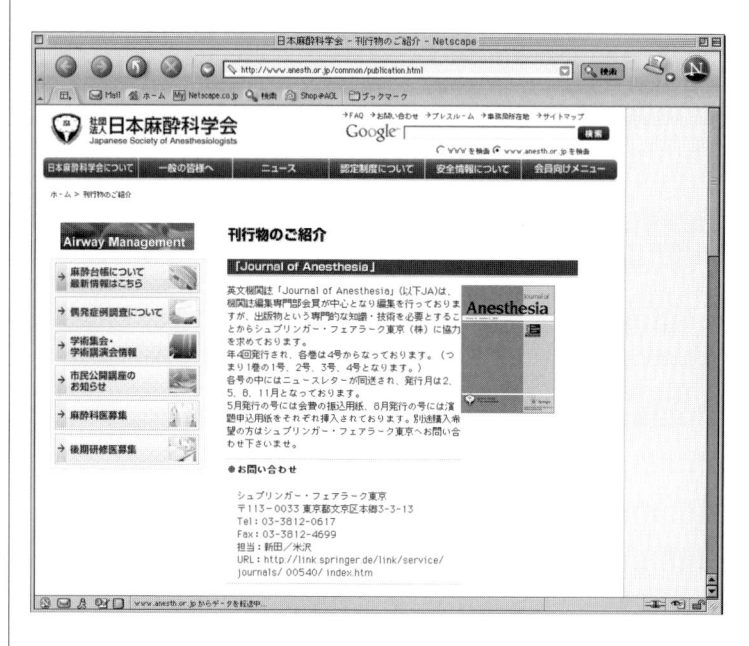

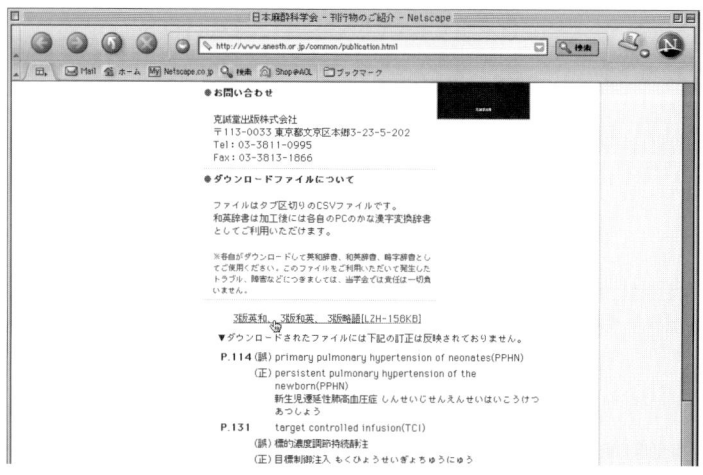

使用方法	単語に自信が持てないときに参照するという普通の辞書として使うのが，通常の使い方です． 「学会が用語を決める」点には不便もありますが，一方で学会員が共通の用語を使うのは必要ですから，決めることは仕方がありません．それをこのような形でアクセスできるようにすることに大賛成で，その英断に敬意を表します．
使い道	もしかすると，IMEに組み込むことも可能かも知れません．特に，略語辞書にはこうした使い方が考えられ，積極的に「略語→元の単語発生」の形に作り直すのは比較的容易でしょう． 例）"AAA" → "abdominal aortic aneurysm"と「腹部大動脈瘤」をIME辞書に組み込めはよいわけです．
利点とコメント	利用の仕方は上に書きましたが，逆に気に入らない訳語の例をあげましょうか．「揚げ足取り」ではありますが． "second gas effect"の「二次ガス効果」は，日本語として意味を持ちません．この"second"は「二次」ではなくて「もう一つ」の意味で，たとえば"second house"（別宅）とか"second job"（副業）に似た使い方です．吸入麻酔薬を二つ混ぜると，二つ目の薬物の存在が一つ目の薬物の摂取を速めるという効果を意味する用語ですから，「併存ガス効果」とでもすればわかりやすいでしょう．"second"を「二次」とするのは，正直すぎるというか「直訳すぎ」ですね． あら捜しをすればそういうのが少しみつかって，それを言い立てるのは酷なのですが，ただ学会用語に規定すると，他の用語が使えなくなるのでその点で困るので苦情を言いたくなります．

（諏訪邦夫）

麻酔・集中治療・呼吸管理関係の各種データ

日本救急医学会用語集：英和和英略語

名　　　前：日本救急医学会用語集
著作権者：日本救急医学会
所在URL：http://www.jaam.jp/html/report/report.htm
ダウンロード：辞書は和英，英和，略語の3つにわかれていますが，ダウンロードはできません．
　個々に開いてコピー/ペーストするのは可能で，「あいうえお」，「かきくけこ」とひとかたまりになっており，和英集は10回開けば全部写せる理屈です．同様に英和はアルファベット毎のようですから26回で全部写せる理屈，略語はアルファベットですが存在しない文字があって20回強で全部写せるはずです．
動作環境と動作確認：ブラウザ
行うこと：英和と和英と略語の辞書
解凍方法：不要

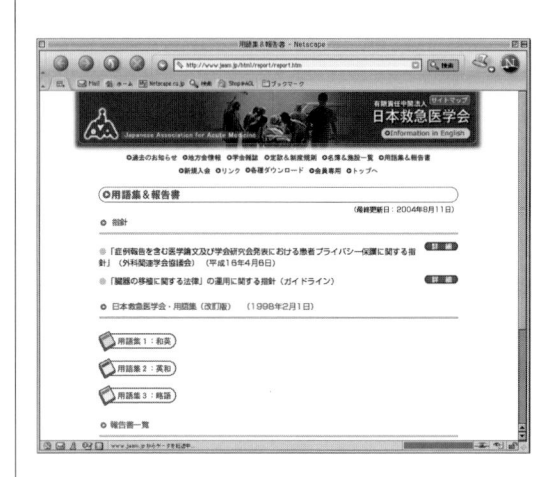

使用方法

通常の辞書として検索して使用，特殊な使い方の可能性は「麻酔学用語辞書」で述べたサジェスチョンがこちらにも当てはまると思うので，そちらを参照して下さい．

利点とコメント

推測ですが，日本救急医学会用語集がこんな構造になっていてまとめてのダウンロードを許していないのは，現時点で「一応完成」ではなくて会員に「一応公開して意見を貰いたい」という意図だからでしょう．その点で，日本麻酔科学会のものとスタイルが違うのは意図も異なるからと解釈できそうです．その意味で，「日本救急医学会は日本麻酔科学会より閉鎖的」と批判するのは妥当でないと感じます．もっとも，「日本救急医学会・用語集（改訂版）（1998年2月1日），最終更新日2003年2月1日」となっており，「改訂中」を口実とするには少し仕事が遅すぎるという非難はあるかも知れません．そう言われないためにも，最終版をダウンロードできるようにして欲しいものです．

（諏訪邦夫）

麻酔・集中治療・呼吸管理関係の各種データ

電子版麻酔学教科書

名　　　前：電子版麻酔学教科書

著作権者：ほぼすべてが諏訪邦夫，ごく一部に他の方が書いてくださった項目があるようです．

所在URL：http://masuika.com/ikyoku/ksapmain.html

ダウンロードするファイル名：？　全体をまとめてダウンロードするようには作られていないでしょう．

動作環境：ブラウザ

動作確認（機種，OS）：インターネットエクスプローラー（IE）でもネットスケープでも可能

解凍方法：LHAの自動解凍

備　　考　1	履歴を述べます．1992年に，オランダのハーグで世界麻酔学会があり，その帰途にニューヨークのコロンビア大学にたちよって数日すごしました．その時に，医学部の教官たちが教科書を書いて学内のLANに公開しているのをしりました．羨ましく感じて，せめて自分の領域だけでもと考えて執筆したのが最初です．ですから，当初から「電子配信」を志向したものです． 　1993年にフロッピーで作成して「フリーソフトウェア」を宣言して，麻酔科医の方々に少し配布しました．それを当時の「メディカル朝日」（現在の「Modern Medicine」）が記事にして下さって，麻酔科医の領域を超えて170部ほど配布しました．その後，何人かの方々がMS-Word化したり，Macintosh対応版を作成されました．1990年代後半に当時名古屋大学内科で血液学研究室にいらした市橋卓司先生がhtml化して，インターネットに公開して下さいました．現在は，このバージョンを九州の東先生が上記のURLに引き継いで下さっています．
使　い　道	特別のことはありません．
利点とコメント	最初の作成は1992年にはじまっており，少しは改定していますが，私自身が年をとり努力も怠っており内容は古くなりました．バランスもよくありません．全体としてみれば新しい電子教科書，たとえば讃岐先生の「麻酔メモ」などにはとうてい及ばないと感じます． 　MS-DOS時代にテキストベースで開発したので，図はまったくありません． 利点があるとすれば，一部の特殊な主張たとえば「脳死」の問題の文章が，いろいろに引用されるのは電子情報のお蔭でしょう．

（諏訪邦夫）

麻酔・集中治療・呼吸管理関係の各種データ

講義に使うスライド集

名　　前：各種
著作権者：西神戸医療センター麻酔科堀川由夫
所在URL：http://www.ne.jp/asahi/nishi-kobe/masui/index.html
ダウンロードするファイル名：BLS.pptなど15種以上，上記URLからアクセス
ファイルの種類：大部分はパワーポイント，一部はブラウザ仕様
動作環境：Windows
動作確認（機種，OS）：Windows–XP
行うこと：講義に使うスライド集
解凍方法：解凍は不要で，そのまま使えます．

テ　ー　マ	「ACLS受講前」（つまり予習），BLS（Basic Life Support），「BVM：バッグ（Bag），バルブ（Valve），マスク（Mask）の略．自動膨張式の人工呼吸器の使い方」，「Capiox：緊急のバイパスシステム」，「胸腔ドレーン」，「持続胸腔ドレーン」，「NPPV：非侵襲的陽圧換気」，「PCPS：経皮心肺補助」，「PCV&IRV」，「Venturi」，「スワンガンツカテーテル」，「ベネット人工呼吸器の使い方」，「モニター」，「人工呼吸器の使い方」，「肺における換気と血流のお話」，「輸液」，「酸素運搬」，「麻酔器」などです．
使　い　道	私からみて，使い道は二つあります．一つは自分自身の学習であり，もう一つは講義の参考です．読者の方々も，医学生相手はもちろん看護師やパラメディカルの方々に講義をする機会があるでしょう．自分の得意な領域ならスライド自作は簡単ですしそのほうが納得がいきますが，さほどよく知らない領域や構造の全景に自信のない領域ではお手本があるとありがたいものです．このスライドをそのまま使ってもけっこうですが，そうでなくても参考になります． 　私の場合は，臨床工学技士となる学習課程の人たちに講義をしており，そのパワーポイントファイルの解説や彩りに是非図や絵がほしいので，この堀川先生のスライドは一部はそのままつかったり，一部は画像を頂いて使います．文字だけのスライドは避けたいし，図や絵や写真で一目瞭然な情報もたくさんありますから． 　インターネットの情報は大量で有用で，写真は豊富に掲示されていますが，図は比較的みつかりにくいと感じます．元来あまり多くはないのでしょうが，自分のパソコンでもみつかりにくいのと同じ理由で検索にかかりにくいのが理由と推測します．そういう状況で，この堀川先生のものは大変に貴重です．
利点とコメント	テーマは麻酔・ICU・手術・モニターなどの実務的内容が多いのですが，呼吸生理学や酸素運搬などの純粋に医学的なテーマも含みます．大きさは全部で13MBくらいで，平均で1MB/テーマ弱というところでしょう． 　この堀川先生のスライドで特筆したいのは，文字スライドよりも図が多くてし

かも洒落ている点です．割合に簡単な手順で動画を実現しているものもあります．漫画を多用していますが，その漫画の人物や動物にユーモアがあって楽しい雰囲気をもたせています．

このような素晴らしいファイルを，それも大量に公開された堀川先生に感謝し敬意を捧げます．

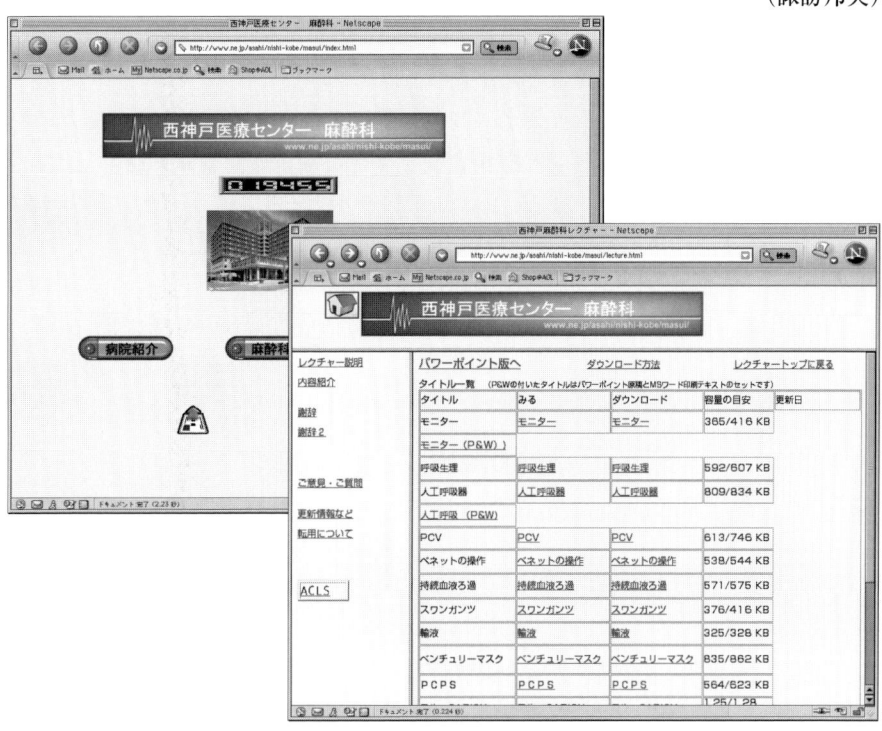

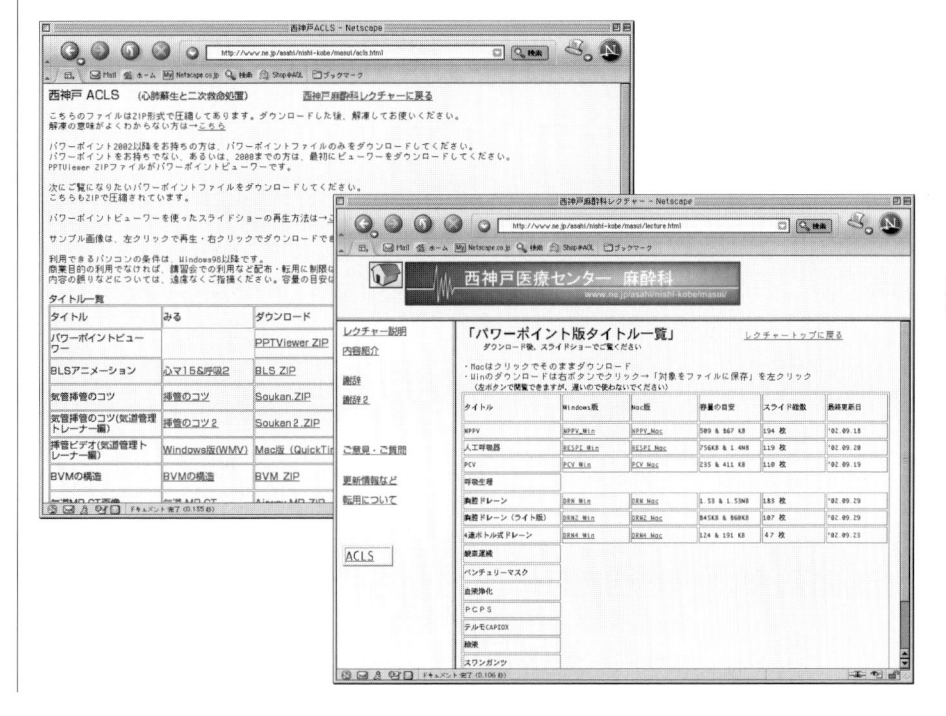

（諏訪邦夫）

麻酔・集中治療・呼吸
管理関係の各種データ

Saved Ravonal

著作権者：発言者たち

所在URL：1）http://www.asahi-net.or.jp/~YQ4Y-MRMT/ravona.html
　　　　　2）http://www.ff.iij4u.or.jp/~msanuki/0ravonal.html

動作環境：ブラウザ使用で，まとめてのダウンロードは不能

基本内容：薬物の製造販売中止の発表から，「中止の中止」つまり製造継続にいたる経過をまとめたもの．

行うこと：ラボナールの製造販売が中止になりそうだったのを，麻酔科医を中心にして世論や役所に働きかけて製造販売継続に持ち込んだ運動の経過の記録．本来は，"Save Ravonal"（ラボナールを救え）という合言葉で始まりましたが，運動が成功したので上記の表記に変えました．

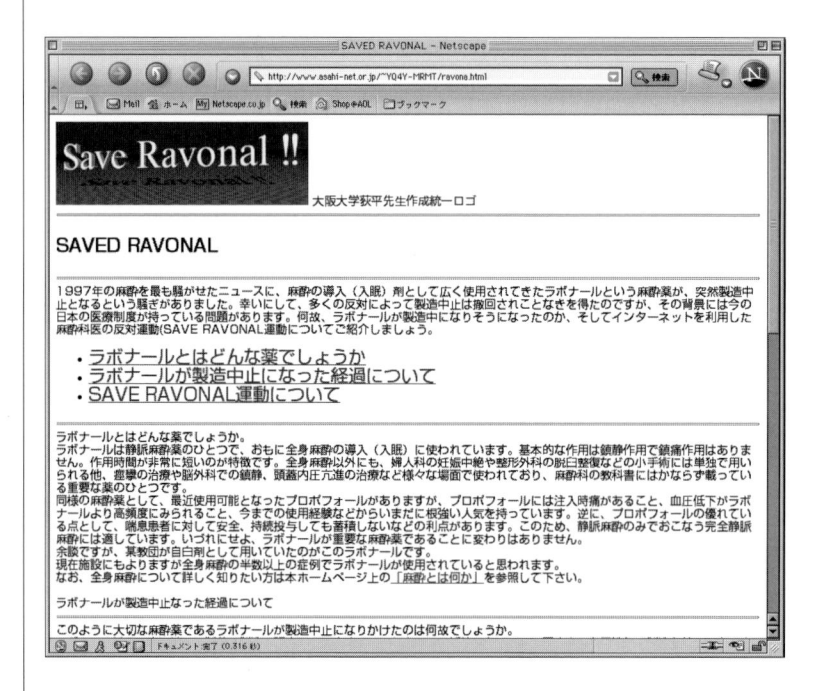

| 事件の簡単な経過 | 1997年6月から7月：田辺製薬がラボナールの製造販売中止を予告しました．理由はラボナールの単価が低くなりすぎて採算割れの状況がはなはだしくなったためとのことです． |

　当時ラボナールは，臨床麻酔に毎日使う「現役の薬物」でした．

薬価：500mgで約350円．この低価格の理由は，ラボナールが1950年代から使われてきた古い薬物で，薬価改訂のたびに数％ずつ引き下げられてきたためです．ちなみに，1997年当時新薬として使い始めていたプロポフォル（商品名ディプリバン）は，上記ラボナールとほぼ等力価の200mgが2000円で，ラボナールより約7倍高価でした．

　田辺製薬からの情報を受けて，別記のメーリングリスト（「麻酔ディスカッションリスト」）で活発な議論が始まりました．

その後の運動の発展	運動に参加した個人の活動（ホームページ立ち上げ，マスコミへの宣伝，新聞への投書など）が活発になり，これにマスコミも注目（朝日新聞，日経メディカル，SPA，NHKなど）しました．少しゆっくりでしたが，日本麻酔科学会自体も活動しました． 　その年の秋の臨床麻酔学会ではこの問題に関して緊急シンポジウムを準備しましたが，学会直前に販売中止撤回が決定したので，さいわいにも幻に終わりました． 　1997年10月29日　田辺製薬が販売中止撤回を発表しました． 　1998年3月6日　薬価の引き上げ発表（ほぼ3倍に）
利点とコメント	1）製造中止の一度決まった薬物を，使用者たちの運動によって製造再開にこぎつけた珍しい例です．重要な薬物で使用頻度も高かったことと，代替薬のプロポフォルが極端に高価で使いにくい人たちも少なくなかったこと，その他のいろいろな好運にも恵まれました． 2）上記URLの1）は森本康裕先生（徳山中央病院）のもの，2）は讃岐美智義先生のもので，内容は異なりますが情報は似ています．1）に書いてあるように，詳しい経過をCD-ROMに作成して記述しましたが，現在では入手がむずかしいでしょう．なお，発言自体も8年前のことなのでアクセスがむずかしくなっています． 3）事件発生は1997年で，丁度インターネットや電子メールが広く普及し始める時期に一致していました．これを使った情報交換が威力を発揮した早期の例という点でも特筆されると考えます．

（諏訪邦夫）

麻酔・集中治療・呼吸
管理関係の各種データ

血液ガスと呼吸管理

名　　　前：血液ガスと呼吸管理
著作権者：不明
所在 URL：http://medt00lz.s59.xrea.com/kokyuukannri/kokyuukannri.html
ダウンロード：ダウンロードはできませんが，個別のコピー/ペーストは可能
動作環境と動作確認（機種，OS）：ブラウザベースで動く書籍スタイル．
行うこと：血液ガスと呼吸管理の問題を解説する．
解凍方法：解凍不要

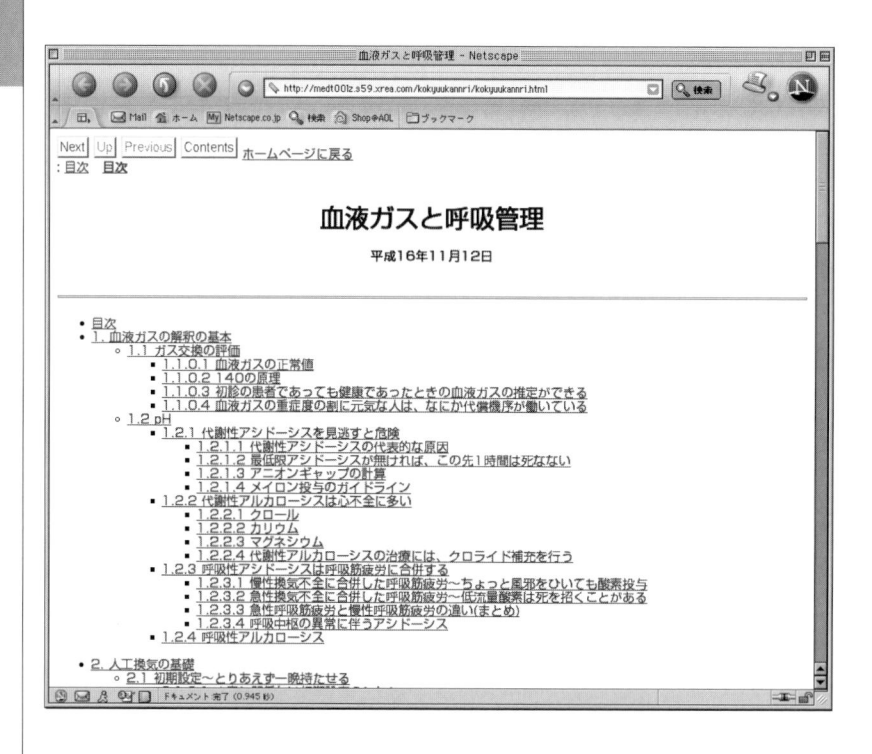

使用方法	ブラウザで開いて眺めたり読むだけですが，なかなか素晴らしい内容です．
利点とコメント	1）この記事の特徴として，気の効いた魅力的な小見出しが多数あり，特徴をお知らせする狙いで，「第一章 血液ガスの解釈の基本」からその例をいくつか引用してみます．(表) 　もう一つ，この文章の面白い点として数多い「注釈」を指摘します．真面目な内容，洒落たもの，少しふざけたものがバランスよく書き込まれており，著者が楽しみながら書いている気分が読者にも伝わり，この欄を楽しませてくれます．血液ガスと呼吸管理部分は，問題全体を歴史を含めて広範囲に説きながら，一方で最先端の問題を詳細に解説しています． 　この書き方にはよほど深い学識が必要と私は感じます．内容はきちんとしていますが「特別に高度」ではないので，この領域にすでに詳しい人がわざわざ読むにはものたりないでしょう．それでも，こうした資料があってそれが電子

的に入手できるのはありがたいことで，これはこれで大きな使い道があります．若い医師やパラメディカルの方々に「入手しやすい血液ガスの教科書」を勧めるとしたら，私は候補の一つに挙げます．

表　「血液ガスと呼吸管理」の第1章から魅力的な小見出しの例

初診の患者であっても，健康であったときの血液ガスの推定ができる
血液ガスの重症度の割に元気な人は，なにか代償機序が働いている
代謝性アシドーシスを見逃すと危険
最低限アシドーシスが無ければ，この先1時間は死なない
メイロン投与のガイドライン
1.2.2 代謝性アルカローシスは心不全に多い
代謝性アルカローシスの治療には，クロライド補充を行う
呼吸性アシドーシスは，呼吸筋疲労に合併する
慢性換気不全に合併した呼吸筋疲労〜 ちょっと風邪をひいても酸素投与
急性換気不全に合併した呼吸筋疲労〜 低流量酸素は死を招くことがある
急性呼吸筋疲労と慢性呼吸筋疲労の違い（まとめ）
呼吸中枢の異常に伴うアシドーシス

2）この素晴らしい文章に何故か著者の記名がないのが不満ですが，署名がないのも著者の主張の一部と解釈しましょう．この記事は，「レジデント初期研修用資料」の一部で，他にもいろいろと大量の情報が載っています．医学全体を見事に解説している点では，別に紹介している立川察理氏の「電子医学ノート」に似ていますが，立川氏のはこれよりも生真面目でスタイルが違う印象です．

（諏訪邦夫）

麻酔・集中治療・呼吸管理関係の各種データ

麻酔科研修の手引き

名　　　前：麻酔科研修の手引き第6版：勤医協中央病院麻酔科
著作権者：勤医協中央病院麻酔科
所在URL：http://www.geocities.co.jp/Colosseum-Acropolis/6786/index.html
ダウンロードするファイル名：ブラウザベースで使用．各頁が比較的大きいので，コピー/ペーストを10回ほど行えばだいたい全部写せます．
行うこと：タイトルの通り，「麻酔科研修の手引き」．

内容

全体の構造を簡単に紹介します．

Ⅰ　総論：1．麻酔科医の業務，2．中央手術部の運営と麻酔科医，3．麻酔研修で何を学ぶのか，4．研修医の心構え，5．Problem Oriented System（POS），6．麻酔の安全対策

Ⅱ　術前回診：(1) カルテチェック，(2) 患者の問診・診察および麻酔の説明，(3) 麻酔科カルテの記載，(4) 病棟への指示出し

Ⅲ　吸入麻酔薬を主とした麻酔管理：1．笑気　2．フォーレン　3．セボフレン　4．ハロタン，エンフルラン　5．吸入麻酔薬使用時の注意点

Ⅳ　静脈麻酔薬を主とした麻酔管理：1．ディプリバン（麻酔導入，麻酔維持，覚醒，麻酔深度，各種手術における特徴）2．イソゾール　3．ケタラール　4．フェンタネスト

Ⅴ　目標制御注入法を用いた全静脈麻酔（コンピュータプログラムも含めて詳しい記述）

Ⅵ　ブロックを併用した全身麻酔—局所麻酔と全身麻酔の併用—

Ⅶ　脊椎麻酔・硬膜外麻酔

以下省略しますが，他に，術後予防的人工呼吸とウイニング，麻酔科外来，麻酔中の危機管理，それに「こんな事あったんですよ」というタイトルの項目もあってエピソードを紹介しています．

このまま使うのも可能な上に，自分のところでマニュアルを作成する際の参考にもなると感じます．

上でみてわかるように麻酔の実務的なことをほぼすべて網羅しています．テキストファイルで数えて約100キロバイトで，行間のあいた新書版1冊分です．各章の頁の組み方が大きいので，コピー/ペーストが楽なことを指摘しておきます．

（諏訪邦夫）

麻酔・集中治療・呼吸
管理関係の各種データ

踊る麻酔科最前線

名　　　前：踊る麻酔科最前線

著作権者："gengen"となっています．匿名ですが，著者の主張は明確で強烈です．タイトルからいって当然麻酔科医の方と推測します．

所在URL：http://www.ceres.dti.ne.jp/~gengen/

ダウンロードするファイル名：ブラウザで読むもの．コピー/ペーストは自由．

行うこと：実に雑多な情報の集積ですが，例として目次をコピーします．

1. 麻酔科について：すべての方に知って頂きたいこと
2. インターネットによる医療相談と法律：お困りの方へ
3. 輸血拒否とエホバの証人：関心がある方へ
4. 差別について考える：難しい…
5. 医者嫌いな人たちのために：医療問題に関心がある方へ
6. 患者よ，癌と闘うな？：あまりにも有名な本であるが
7. 電話セールス：医師への警告！
8. 不思議な患者さんたち：ああ勘違い
9. 匿名は許されるか？：情報公開と匿名について
10. マスコミの欺瞞：期待しているからこその批判である
11. インフォームド・コンセント：トホホ…
12. 自己紹介：絶対，読んじゃだめ～（エクスプロテクト・ガード Ver3.1以上が必要）
13. ＜お願い＞：メール，リンクなどのお願いです
14. アンケート結果：アンケートご協力ありがとうございました
15. 友達の輪：リンク集です
16. 踊る掲示板：ようこそいらっしゃいました（1997/9/24より）

内　容

上記の各項目の下に，大量の文章が掲示されています．たとえば，上記の3.「輸血拒否とエホバの証人」を開くと40KBの文章と150KBの文章がついており，あわせて200KBつまり新書一冊分です．いい加減な書きぶりでなくて堂々たる論文であり，しかも論旨明快で充実しています．要するに，どこを読んでも真面目な議論で，冷やかしたり空かしたりという印象がありません．その点を快く感じます．「毒もある」という予告はむしろ外れています．

個々の主張には賛成できない点はありますが，真面目にデータを述べ，論理を重ねる努力に敬意を表します．偏ってはいますが，テーマによってはデータベースとして役立つ面さえあるでしょう．

別に紹介する「スミルノフ教授の頁」と共通した面もありますが，こちらのほうがシリアスです．

（諏訪邦夫）

麻酔・集中治療・呼吸管理関係の各種データ

スミルノフ教授公式ウェッブサイト

名　　前：スミルノフ教授公式ウェッブサイト
著作権者：不明
所在URL：http://sueme.pobox.ne.jp/prof/
ダウンロードするファイル名：ダウンロードは不能，画面で読む．
行うこと：「いたずら書き」と言ってきらう人もいて，それを間違いと主張する気もありませんが，かなり高級なユーモアに富んだ「豊かな」頁です．

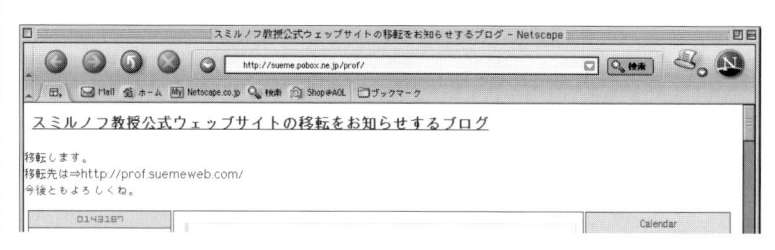

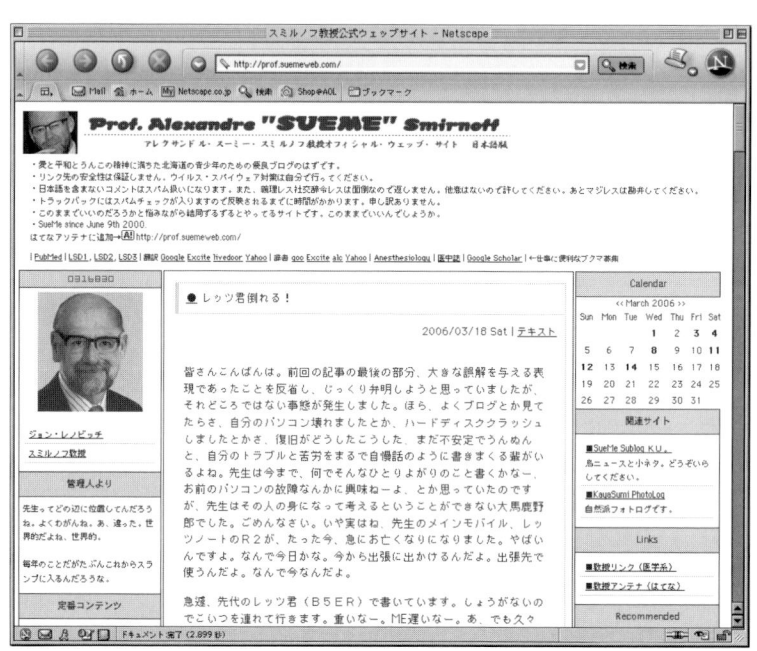

内　　容	一部を紹介します． 1）最近あれだ，先生のことを麻酔科の教授だと思ってる人が多すぎる．それは大間違いです．先生は麻酔科なんかの教授ではありません．じゃあ何の教授ですかって？何の教授でもないんだよ．教授は教授，世界的な教授だ．以下略 2）当サイトは，偉大な世界的教授であらせられるアレキサンドル・スミルノフ氏によるブログを，しがない中年大学教員である管理人が日本語化しているものです．元々は1999年頃に管理人が始めた個人的ホームページと，某医科大学某講座サイトの一部ページが合体した医学サイト「Sue Me」が母体となっております．そして「Sue Me」独立後，その掲示板専用キャラクターとして現れた数々の教授の中から，ずば抜けた業績を誇るスミルノフ氏が主任教授として就任されたのは，2002年5月14日のことだったような気がします．以下略 3）教授略歴　本名アレキサンドル・スミルノフ．生年月日不詳．本人曰く，旧ソ連の伝説的麻酔科医として知られていたという．米国に亡命後，スミ先生と慕われていたが，医療訴訟に巻き込まれ，スーミー（sue me＝訴えてくれ）の異名を取った．っていうか，馬鹿にされた．しかも，Alexandre Sueme Smirnoff，イニシャルは「ASS」，それでますます馬鹿にされた（ケツ野郎！って意味）． 4）電話に出れば人に見える　人形や機械類に電話機をもたせると，何となく「人物っぽくなる」というお話を画像つきで． 5）麻酔科医になった理由　あるエピソードの紹介だが，面白い． 6）ああ生理学…　生理学の真面目な議論かと思っていると，自分の田に水を引いていく呼吸はけっこう絶妙． 7）PaO_2は酸素の量でも濃度でもない　Pao_2の真面目な考察：素晴らしい絵が何枚もある．合計43頁の大著． 8）こんな人工呼吸用語いらない　人工呼吸の各種モードの説明9頁 9）目パッチ体験隊　目パッチを貼ってみようという熱意とユーモアに感心しました．写真多数 10）May His Soul Rest in Peace　学会でみかけた十字架の展示でちょっとシリアスな議論 11）うつ伏せで抜管（直前講座）　実行するかどうかは別として議論が面白い． 12）「喉頭鏡素振り1000回」という頁があり，ここは音が出ます．自分で実行する気はありませんが，趣旨には私も賛成です．若者に実行させている指導者もいるらしい．
利点とコメント	この頁を維持するのは才能豊かな方とはいえ大変だろうなあ．作者についてはいろいろな噂がとんでいますが，とにかく面白い！

（諏訪邦夫）

麻酔・集中治療・呼吸
管理関係の各種データ

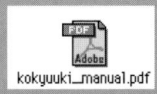

kokyuuki_manual.pdf

人工呼吸療法における安全対策マニュアル

名　　　前：医療スタッフのための人工呼吸療法における安全対策マニュアル Ver 1.10

著作権者：社団法人日本臨床工学技士会

所在URL：http://www.jacet.or.jp/　下の備考参照．

ダウンロードするファイル名：

　http://www.jacet.or.jp/contents/02jigyo/pdf/kokyuki_manual.pdf

動作環境：Adobe Acrobat Readerが必要

動作確認（機種，OS）：Windows–XP

行うこと：タイトルの通り，安全対策マニュアルです．人工呼吸器は臨床工学技
　士の業務のポイントの一つとして法律でも位置づけられているので，会として
　も力を入れていると推測します．基本的には，臨床工学技士を対象としたもの
　ですが，医師や看護師も役立つ，役立てるべき性質の文書です．

解凍方法：解凍不要

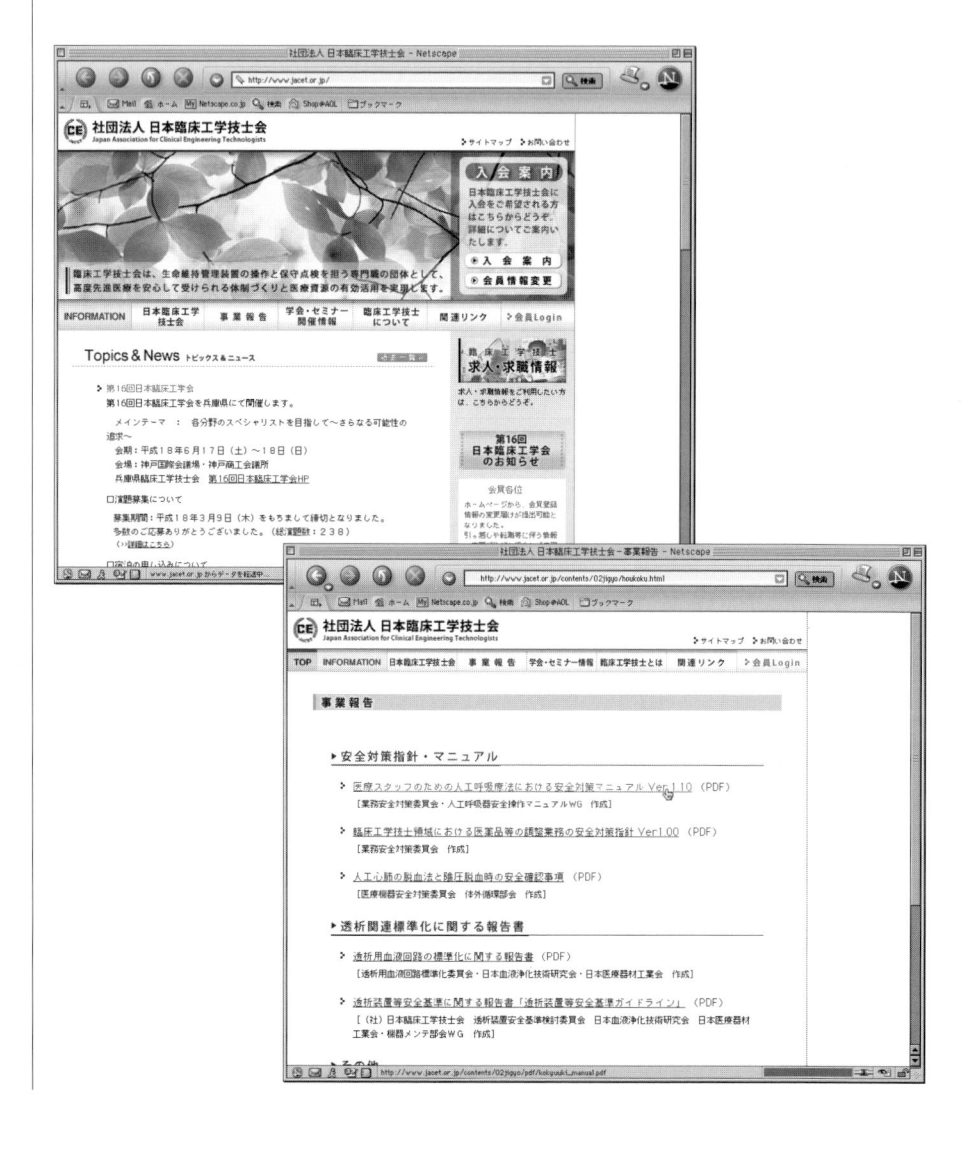

使 用 方 法	読んで使うものです．30頁ほどの大変に充実した内容です．文章が少し堅苦しい印象を受けますが，しかしものの性質からむしろそれが望ましいのかも知れません．内容は理念的な面と実際的な面の双方をカバーしており，特に後者が詳細で充実しています．
備 考 1	以前に上記の日本臨床工学技士会のホームページのURL（http://www.jacet.or.jp/）からも，このマニュアルにたどりついたときは，そこではダウンロードができませんでした．ところが，名前をいれて直接Googleで探した場合には特別の工夫なくダウンロードできました．現在ではそんなことはなくて「ホームページ」→事業報告に進んで，このファイルをダウンロードできます．
使 い 道	人工呼吸器を扱う現場で．
利点とコメント	人工呼吸器を扱う現場では大変に有用なはずです．

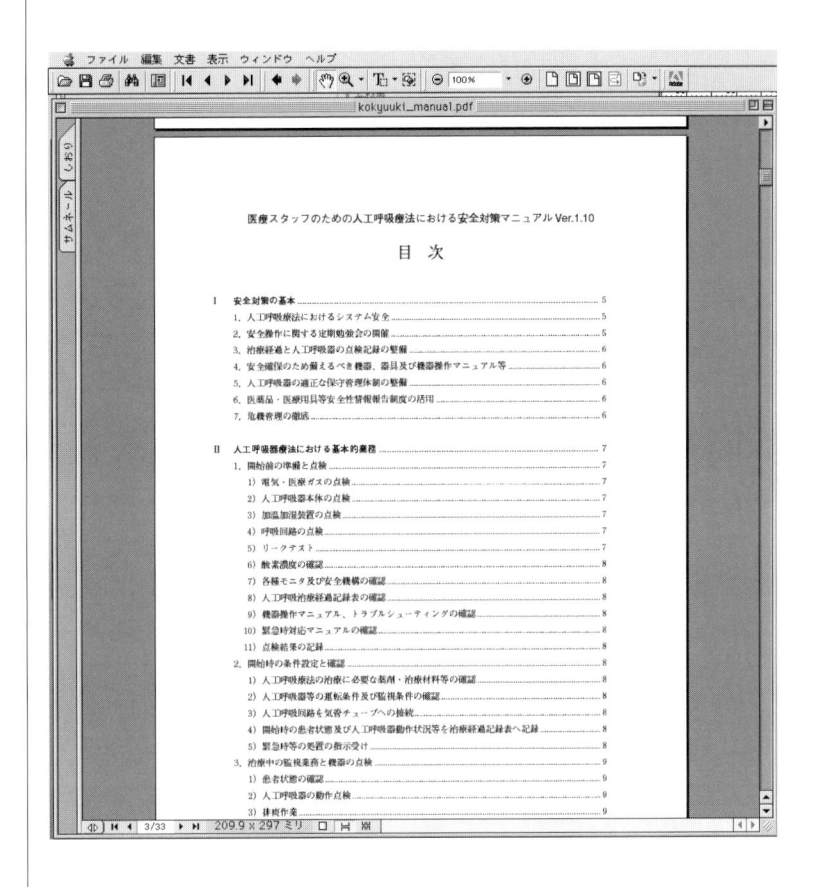

（諏訪邦夫）

麻酔・集中治療・呼吸
管理関係の各種データ

慢性呼吸不全の非侵襲的換気療法ガイドライン

名　　前：慢性呼吸不全に対する非侵襲的換気療法ガイドライン
著作権者：非侵襲的換気療法研究会
所在URL：http://www.nippv.org/guideline/guideline.html
ダウンロードするファイル名：http://www.nippv.org/guideline/guideline.pdf
動作環境：Adobe Acrobatが必要（Readerでよい）．
動作確認（機種，OS）：Windows–XP
行うこと：文字通りのガイドライン，分量は38頁あります．
解凍方法：（LHAの自動解凍）

| 内　　　容 | 目次は以下のようになっています．著者をはずして紹介します．
　　　適応基準のまとめ（60k）……7
　　・略語・関連用語一覧（32k）……10
　　・はじめに（32k）……12
　　 1．機器とインターフェイス（44k）……14
　　 2．導入方法と患者教育（40k）……17
　　 3．拘束性換気障害（44k）……19
　　 4．COPD慢性期（44k）……22
　　 5．肥満低換気症候群（OHS）（40k）……25
　　 6．チェーン―ストークス呼吸（CSR）（68k）……27
　　 7．在宅移行期および移行後（44k）……30
　　 8．COPD急性増悪時（40k）……33
　　 9．気管支拡張症，その他（32k）……36
　　 10．神経筋疾患（48k）……37
　　・主なNPPV装置およびマスク一覧 |

| 使用方法 | ガイドラインですから，読んで理解したり，自分のやり方と対比したりするものです．小さい領域に限定しているので，量は多くはないけれども十分に役に立つでしょう． |

| 利点とコメント | 所在URLからダウンロードのところにうまく跳べませんでした．しかし，ダウンロードするファイル名を直接入力すれば，そのまま開いてダウンロードできます．
　　　　　　　　　　　　　　　　　　　　　　　　　　　　　　　（諏訪邦夫） |

麻酔博物館

名　　　前：麻酔博物館
著作権者：浜松医科大学麻酔・蘇生学講座
所在URL：http://www.anesth.hama-med.ac.jp/Anedepartment/hakubutsukan.asp
ダウンロードするファイル名：ブラウザベースで眺める
動作確認（機種，OS）：Windows-XP
行うこと：文字通りの「麻酔博物館」で，目次の順序に少し紹介します．

Anesthesia History Calender of Japan；歴史の暦で「1月には，○年に×が起こった」というスタイル．テレビ番組などで「今日は何の日」というあれですが，それがトップにある意味は？

常設展示室；いくつかの機器の入り口になっていて，そこから製作会社の頁へジャンプする構造です．麻酔器，喉頭鏡，人工呼吸器（「人口呼吸器」となっているのはご愛嬌）など．

麻酔の歴史；世界と日本を対比させた年表です．現時点ですでによくできていますが，大事な資料ですからさらに充実を期待します．

麻酔の歴史探訪；その時歴史が動いたあの場所へ：8箇所（フランス3，ドイツ，オーストリア，アメリカ，日本2）

The Museum of Japanese Anesthesia；名前の通り「日本の麻酔博物館」を英語で紹介．

麻酔の殿堂：語り継ぎたい麻酔の遺産展示室；「エーテル麻酔メモリアルコーナー」と「鉄の肺メモリアルコーナー」の2室です．前者はエーテル麻酔に関する資料が，たとえばモートンの麻酔風景の絵から，私は使ったことのあるSquibのエーテルの缶までいろいろと．後者は，鉄の肺の写真が多数あって，中にはソ連製もあります．

使い道	もう一つ，この頁は世界中の麻酔博物館とリンクしており，そこへの入り口の意義も大きいと考えます． 　さらには，ごく少数ではありますが，日本の医学博物館や記念館ともリンクしています．
利点とコメント	もう一つ，「医療関係者のためのTOPページ」にジャンプすると，そこは大学のホームページですが，そこからさらに「麻酔美術館」（http://www.anesth.hama-med.ac.jp/Anedepartment/art.asp）というところに跳べます．ここは，有名や絵や歴史上の人物の写真，麻酔と必ずしも関係ない美しい写真などいろいろと楽しめます．

（諏訪邦夫）

麻酔・集中治療・呼吸管理・循環関係のデータ（英語・英文）

麻酔学教科書 Virtual Anaesthesia Textbook

名　　　前：Virtual Anaesthesia Textbook（電子版麻酔学教科書）
著作権者：各項目の著者
所在URL：http://www.virtual-anaesthesia-textbook.com/index.shtml
ダウンロードするファイル名：大半は眺めるかテキストベースでコピー/ペーストです．ダウンロードして使えるスタイルのはほとんど見当たらず，失望しました．
動作環境と動作確認（機種，OS）：panasonic と Windows–XP
行うこと：麻酔学の教科書
解凍方法：解凍不要

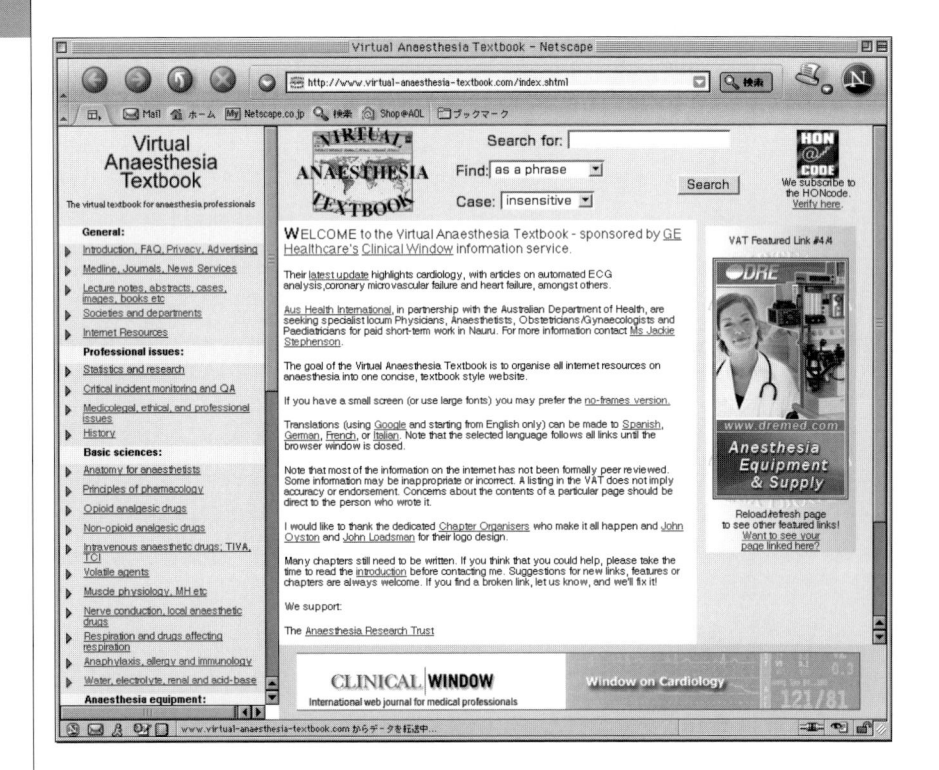

内　容

特徴やポイントをいくつか説明します．
1．教科書としては充分な量です．
2．ACCRI I（Anesthesia and critical care resources on the internet）は，麻酔関係のホームページの紹介で，上記URLのホームページ内にあります．ここは，アラバマ大学とオランダのエラスムス大学が協力して維持しています．
3．「ソフトウェアとシミュレーター」という項目があってたどってみましたが，いずれも有料でしかもかなり高価な印象を受けました．比較的よく知られたものが多いようで，たとえば"GASMAN"が載っています．歴史の古い吸入麻酔のファーマコキネティクスで有名なものですが，380ドルの価格がついています．その他に，"Anesoft"や"Laerdal"などにもジャンプします．スワン・ガンツカテーテルの挿入ガイド（http://www.manbit.com/PAC/chapters/PAC.cfm）

は個々の記述と図をたぐりながら眺めるのは無料ですが，ダウンロードするには50ドルかかる，という具合です．

別掲の「アメリカ胸部疾患学会」のホームページにPalmソフトウェアが大量にアップされているのと比較して貧弱です．

使い道	ふつうの麻酔学教科書ですから特別の用途はないようにも思えますが，手持ちの情報が不足する場合には有用でしょう．「本を探したけれどみつからない」時に，電子情報は探しやすいものです．それにこういう教科書によく起こることですが，「バランスはとれていないが一部は詳しい」という面が見られます．
利点とコメント	アクセスカウントは多いようです．「足りない部分の執筆歓迎」と書いてあります．

（諏訪邦夫）

麻酔・集中治療・呼吸管理・循環関係のデータ(英語・英文)

アメリカ胸部疾患学会ホームページ

名　　前：ATS（American Thoracic Society，アメリカ胸部疾患学会）ホームページ
著作権者：American Thoracic Society
所在URL：http://www.thoracic.org/
ダウンロードするファイル名：下記各種
動作環境：ブラウザで眺めコピー/ペーストが大部分，一部はPalmで．
動作確認（機種，OS）：Windows-XP
行うこと：下記に詳しく説明します．

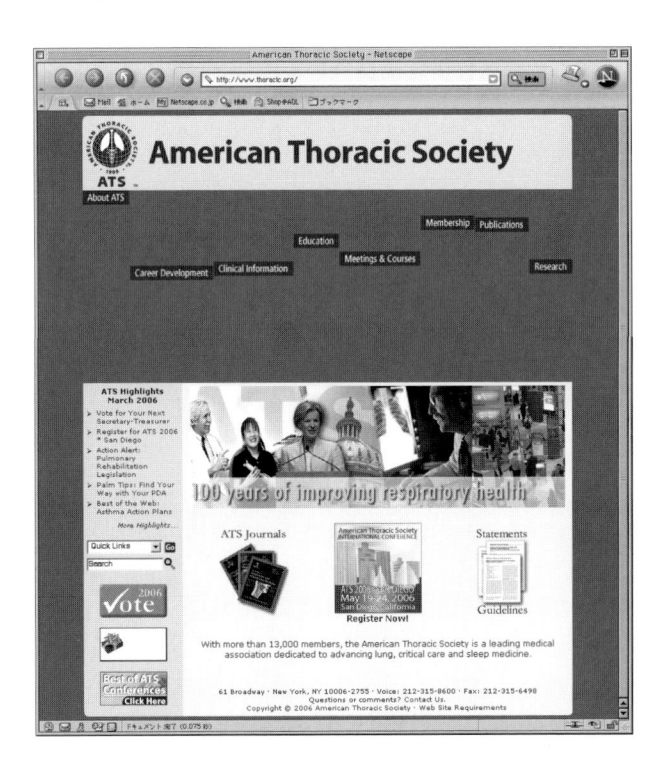

内容

このホームページは素晴らしいもので，一部は本書で別の項目を立てて説明しています．中にいくつかの部屋があり，その中で有用なものを述べます．

1) Centennial（100周年の部屋）の中のRetrospectroscope→別掲
2) COPD（慢性閉塞性肺疾患）
　　Standards for the Diagnosis and Management of Patients with（COPD患者の診断と治療）
　　これも別に項目を設けて説明しました．PDF版がダウンロード可能で，医師版（222頁）と患者版（80）と2種類あります．
3) Critical Care
　　① 「ICUとは何か」を一般の方々に説明するセクション（Scientific statements and practice guidelines）ブラウザの頁をたぐるスタイルで全体はかなりの分量です．

②興味深い論文特にコンフェレンスレポートやガイドラインの類が大量に掲示されていて，すべてダウンロードできます．一部は本書で別の項目を立てて説明します．テーマだけ述べます．

「重症患者へのコロイド投与」，「重症患者治療の倫理」，「病院・人工呼吸・医療に関連した肺炎」，「重症患者治療の費用」，「人工呼吸器による肺損傷の国際的見解（International Consensus）」，「急性静脈血栓塞栓の診断」，「ARDSの国際的見解」，「急性肺損傷」，「人命維持治療の中止」，「NIPPVへの国際的見解」などです．

③重症患者ケアの処置アトラス（Atlas of Critical Care Procedures）

テーマは，「ファイバー挿管」，「直達式気管挿管」，「気管支洗滌」の三つで，いずれも文章の記述は要領がよく，量は少ないながら実景の映像もつき一応役には立つでしょう．

4）教育（Education）

ここには「肺線維症の治療」New approaches to managing idiopathic pulmonary fibrosis）というスライドが掲示されて，ダウンロードできます（http://www.thoracic.org/education/slides.asp）．53枚のスライドからなる充実した講義です．

5）Palm Programs（Palm用ソフトウェア，http://www.thoracic.org/palm/palmtips.asp）

ここが特筆できるでしょう．Palm用のソフトウェアが数十種アップされています．

使い道	膨大な量ですので，読者の方々がそれぞれ判断して下さい．
利点とコメント	ATSのホームページは，個々の事項にはいろいろとアクセスしてきましたが，今回全景を眺めてその充実度に感心しました．「ATSだけが特別に優秀」と考える理由もないので，アメリカの他の学会にも同様に充実しているものがあるに相違ありません．私は肺や呼吸管理に興味を抱くのでATSを詳しく検討しましたが，読者の方々はそれぞれ興味深い学会を探してアクセスしてみることをお勧めします．ちなみに，私は現在はATSの会員ではなく，上記の頁はすべてフリーアクセスです．

（諏訪邦夫）

ARDS コンフェレンス報告と総説

名　　前：ARDS コンフェレンス報告と総説と
著作権者：各雑誌
所在URL：

1）The American–European Consensus Conference on ARDS. Definitions, mechanisms, relevant outcomes, and clinical trial coordination.
Bernard GR, Artigas A, Brigham KL, Carlet J, Falke K, Hudson L, Lamy M, Legall JR, Morris A, Spragg R.
Am J Respir Crit Care Med. 1994 Mar;149:818–24.
http://www.ncbi.nlm.nih.gov/entrez/query.fcgi?cmd=Retrieve&db=PubMed&list_uids=7509706&dopt=Citation

2）Conference Report The American–European Consensus Conference on ARDS, Part 2
Ventilatory, Pharmacologic, Supportive Therapy, Study Design Strategies, and Issues Related to Recovery and Remodeling.
Articas A et al. Am J Respir Crit Care Med 1998;157:1332–1347.
http://www.thoracic.org/adobe/statements/ards1–15.pdf

3）The acute respiratory distress syndrome
Ware LB, Matthay MA.
New Engl J Med 342:1334–149. 2000.
http://content.nejm.org/cgi/content/extract/342/18/1334

動作環境と動作確認（機種，OS）：ブラウザでみて必要ならダウンロードします．1）は現在では要約のみ．2）は全文公開されていて，別掲のATSのホームページからもたどれます．3）はNEJMだから入手しやすい．
行うこと：いずれもARDSの解説
解凍方法：不要

使用方法	いずれも文章中心の記述ですが，2）と3）には図も少し入っています．
使い道	全文を読んで勉強するのもよいでしょうが，何しろいずれも「標準」とされる文章なので「資料として手元において検討」するにも便利です．
利点とコメント	3）の上記URLは出版社のサイトなので，購読していないと全文は読めません．しかし，探してみたら全文を公開しているサイトがありました．何故か不明ですが，何か特約的な事柄なのかも知れません．

（諏訪邦夫）

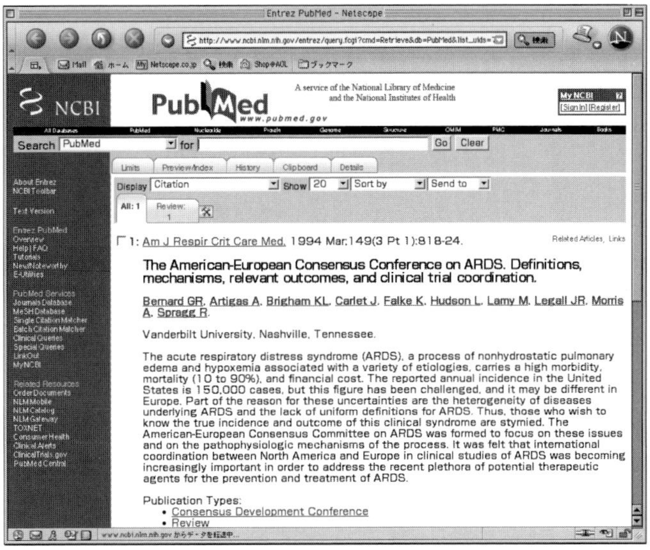
Entrez PubMed - Netscape
http://www.ncbi.nlm.nih.gov/entrez/query.fcgi?cmd=Retrieve&db=PubMed&list_uids=
NCBI
PubMed
A service of the National Library of Medicine and the National Institutes of Health
www.pubmed.gov
My NCBI
[Sign In] [Register]
Search PubMed for
Go Clear
Limits Preview/Index History Clipboard Details
Display Citation Show 20 Sort by Send to
All: 1 Review: 1
About Entrez
NCBI Toolbar
Text Version
Entrez PubMed
Overview
Help | FAQ
Tutorials
New/Noteworthy
E-Utilities
PubMed Services
Journals Database
MeSH Database
Single Citation Matcher
Batch Citation Matcher
Clinical Queries
Special Queries
LinkOut
MyNCBI
Related Resources
Order Documents
NLM Mobile
NLM Catalog
NLM Gateway
TOXNET
Consumer Health
Clinical Alerts
ClinicalTrials.gov
PubMed Central
1: Am J Respir Crit Care Med. 1994 Mar;149(3 Pt 1):818-24.
Related Articles, Links
The American-European Consensus Conference on ARDS. Definitions, mechanisms, relevant outcomes, and clinical trial coordination.
Bernard GR, Artigas A, Brigham KL, Carlet J, Falke K, Hudson L, Lamy M, Legall JR, Morris A, Spragg R.
Vanderbilt University, Nashville, Tennessee.
The acute respiratory distress syndrome (ARDS), a process of nonhydrostatic pulmonary edema and hypoxemia associated with a variety of etiologies, carries a high morbidity, mortality (10 to 90%), and financial cost. The reported annual incidence in the United States is 150,000 cases, but this figure has been challenged, and it may be different in Europe. Part of the reason for these uncertainties are the heterogeneity of diseases underlying ARDS and the lack of uniform definitions for ARDS. Thus, those who wish to know the true incidence and outcome of this clinical syndrome are stymied. The American-European Consensus Committee on ARDS was formed to focus on these issues and on the pathophysiologic mechanisms of the process. It was felt that international coordination between North America and Europe in clinical studies of ARDS was becoming increasingly important in order to address the recent plethora of potential therapeutic agents for the prevention and treatment of ARDS.
Publication Types:
• Consensus Development Conference
• Review

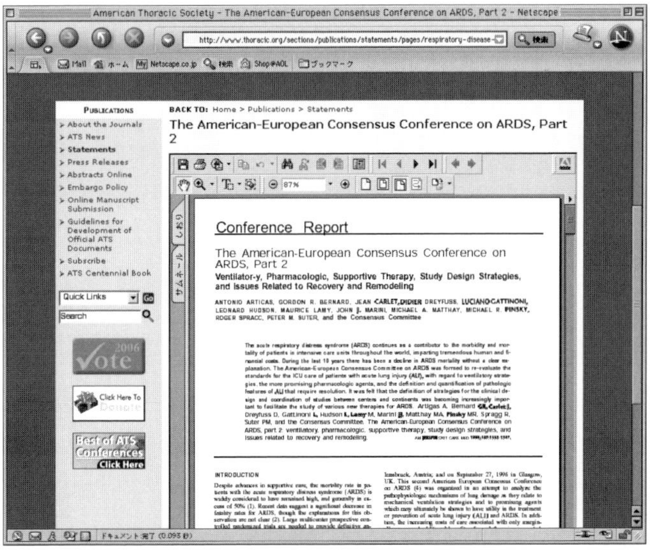
American Thoracic Society - The American-European Consensus Conference on ARDS, Part 2 - Netscape
http://www.thoracic.org/sections/publications/statements/pages/respiratory-disease-
PUBLICATIONS
BACK TO: Home > Publications > Statements
The American-European Consensus Conference on ARDS, Part 2
About the Journals
ATS News
Statements
Press Releases
Abstracts Online
Embargo Policy
Online Manuscript Submission
Guidelines for Development of Official ATS Documents
Subscribe
ATS Centennial Book
Quick Links
Search
Click Here To Donate
Best of ATS Conferences Click Here
Conference Report
The American-European Consensus Conference on ARDS, Part 2
Ventilator-y, Pharmacologic, Supportive Therapy, Study Design Strategies, and Issues Related to Recovery and Remodeling
INTRODUCTION

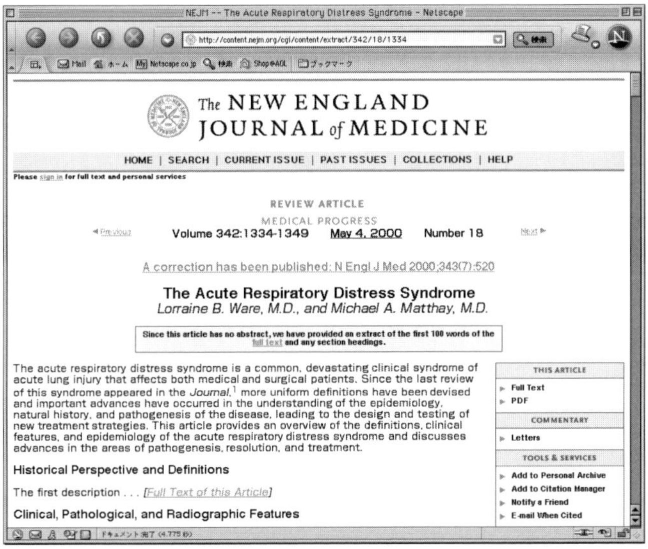
NEJM -- The Acute Respiratory Distress Syndrome - Netscape
http://content.nejm.org/cgi/content/extract/342/18/1334
The NEW ENGLAND JOURNAL of MEDICINE
HOME | SEARCH | CURRENT ISSUE | PAST ISSUES | COLLECTIONS | HELP
Please sign in for full text and personal services
REVIEW ARTICLE
MEDICAL PROGRESS
◄ Previous Volume 342:1334-1349 May 4, 2000 Number 18 Next ►
A correction has been published: N Engl J Med 2000;343(7):520
The Acute Respiratory Distress Syndrome
Lorraine B. Ware, M.D., and Michael A. Matthay, M.D.
Since this article has no abstract, we have provided an extract of the first 100 words of the full text and any section headings.
The acute respiratory distress syndrome is a common, devastating clinical syndrome of acute lung injury that affects both medical and surgical patients. Since the last review of this syndrome appeared in the Journal, more uniform definitions have been devised and important advances have occurred in the understanding of the epidemiology, natural history, and pathogenesis of the disease, leading to the design and testing of new treatment strategies. This article provides an overview of the definitions, clinical features, and epidemiology of the acute respiratory distress syndrome and discusses advances in the areas of pathogenesis, resolution, and treatment.
Historical Perspective and Definitions
The first description . . . [Full Text of this Article]
Clinical, Pathological, and Radiographic Features
THIS ARTICLE
Full Text
PDF
COMMENTARY
Letters
TOOLS & SERVICES
Add to Personal Archive
Add to Citation Manager
Notify a Friend
E-mail When Cited

麻酔・集中治療・呼吸管理・循環関係のデータ（英語・英文）

麻酔の歴史のパワーポイントファイル

名　　前：History of Anesthesiology

著作権者：ASA（Americann Society of Anesthesiology）

所在URL：http://www.asahq.org/

ダウンロードするファイル名：8_8-04History of Anesthesiology.ppt

探し方：上記URLはASA（アメリカ麻酔学会）のホームページです．そこで "History of Anesthesiology, slide" と入れると "SAMIE"（Society's Anesthesiology Multimedia Information Exchange）というところにとんで，そこにこのファイルがおいてあります．名前をクリックすると上記の名前のパワーポイントファイルのダウンロードが始まり，終わればそのまま使えます．

動作環境：パワーポイント

動作確認（機種，OS）：Windows-XP

行うこと：麻酔の歴史を約80枚のスライドで示す．図や絵や写真が多いのが特徴

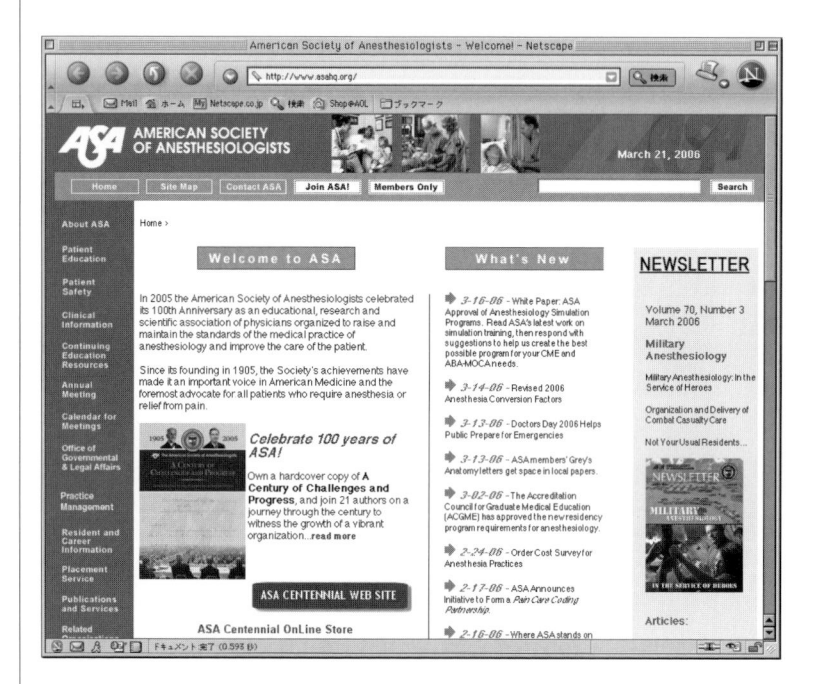

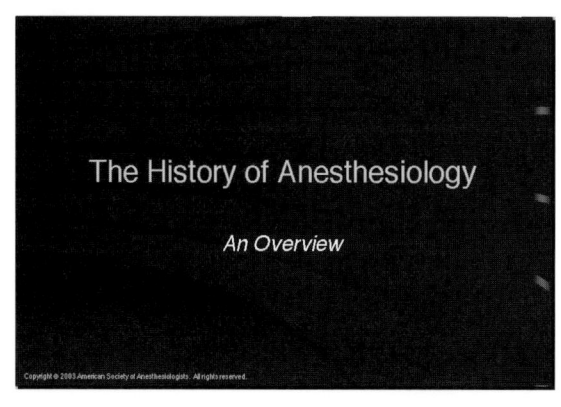

内　　容	「麻酔の歴史」のサイトは日本語のも英語のも多数ありますが，このサイトは大きな特徴が二つあります． 1）パワーポイントファイルでスライドになっている． 2）図や絵や写真が多く，言葉の説明が少ない． さすがにアメリカの中心学会が作成したものと感心させられる充実度です．
備　考　1	アメリカ麻酔学会のホームページ自体は紹介しません．会員の方が少なくないでしょうから．興味のある方は上のURLが学会ホームページです．なお，アメリカ麻酔学会は比較的簡単に加入でき，海外からの場合は"Affiliate Member"というのが適当で，それは年間225ドル（2万5千円くらい）で雑誌"Anesthesiology"がつきますから，比較的安いものです．
備　考　2	このスライドは形式上の数は80枚で，それだけでも十分に多数ですが，その上にスライドショウの設定が細かいので，画面の数はその何倍にもなる理屈です．それだけに，ファイルサイズも32MBほどもあり巨大です．
使　い　道	歴史の講義ならもちろんですが，その他の狙いでも使えそうな図や絵や写真が数多いのでそういう意味のソースにもなります．
利点とコメント	著作権はもちろんASA（アメリカ麻酔学会，Americann Society of Anesthesiology）がもっていますが，私的に使うのならある程度は手を入れても差し支えないと思います．具体的には， 1）日本語化する 2）日本のデータを加える．たとえば，華岡青州のことやもっと近代の日本の麻酔の歴史と組み合わせる． 3）もちろん，自分でスライドを作る際にここから拝借するのも差し支えないでしょう．それをインターネットに載せるのはダメですが．

（諏訪邦夫）

麻酔・集中治療・呼吸管理・循環関係のデータ(英語・英文)

心臓麻酔の歴史

名　　　前：Cardiac Anesthesia Timeline
著作権者：Eugene A. Hessel II, M.D.
所在URL：http://www.asahq.org/Newsletters/2001/10_01/hessel.htm
動作環境と動作確認：ブラウザで読むだけですが，テキストとしての採取はもちろん可能です．
行うこと：心臓麻酔の歴史の概説

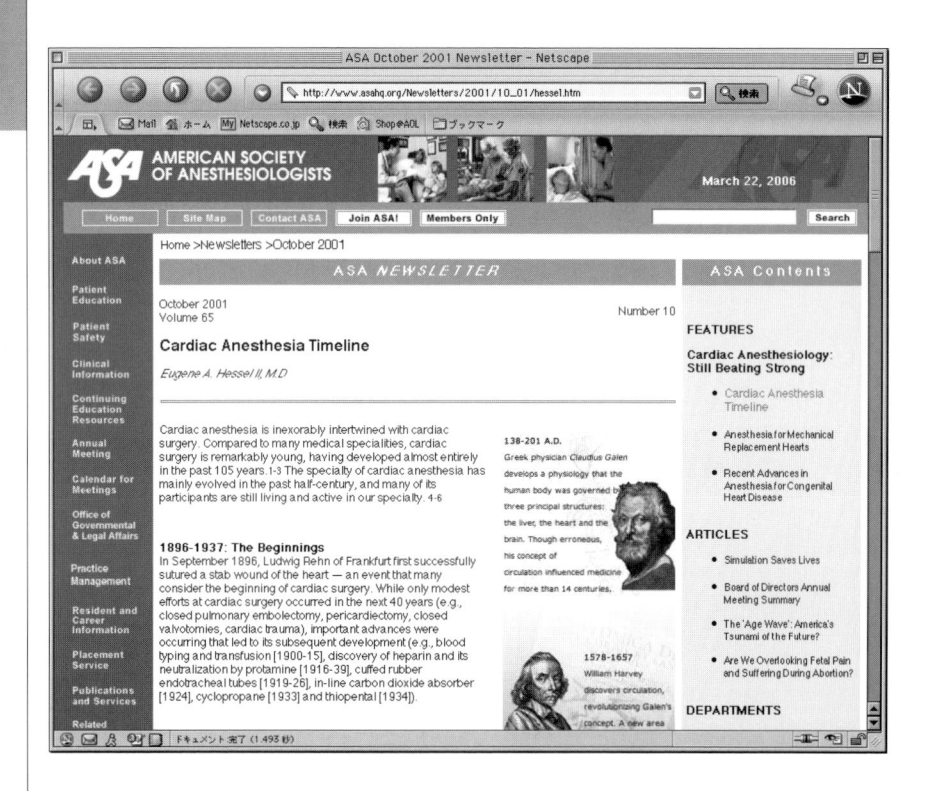

内容	心臓麻酔の歴史を解説していますが，当然心臓手術の概説にもなっています．
利点とコメント	心臓外科とそれに伴う麻酔の発展は，本にもいろいろと書かれてはいますが，インターネットで無料で読めてしかもパソコンに取り込める楽しさと便利さはそれと別のものです．むずかしい用語に対して電子辞書（医学辞書も英和辞書も）をつかえるのも大きな利点です．
内容の要約	1）1896–1937年まで 　1896年9月．レーンが心臓の刺創の縫合に成功（フランクフルト）．世界最初の「心臓手術」とされる．その後1937年までに行われた心臓手術としては肺塞栓除去術・心外膜切除術・閉鎖式弁切開術・心臓外傷の手術など，数はごく少ない．むしろ，関連する医療・医学の進歩が重要で例としては輸血・ヘパリン・プロタミン・カフ付き気管チューブ・二酸化炭素吸収装置・サイクロプロ

ペン・サイオペンタルなどがある．

2）1938–1951年まで：閉鎖式心臓手術の発展

　　1938年，グロスがPDAの閉鎖に成功（ボストン）．麻酔はランク（麻酔看護師）が担当．1944年，クラフォードが大動脈縮窄症の開放術（ストックホルム）．1944年，ブラロック手術開発（ボルティモア），麻酔はハーメルとラモンが担当．後2者は「心臓麻酔」の論文を発表．ベイリーが閉鎖式僧帽弁交連切開術を多数成功（フィラデルフィア），麻酔はキューン（K Keown）が志向し，後者は1956年に最初の「心臓麻酔の教科書」を発表．1952年，ハフナーゲルが人工弁使用開始（第一例は大動脈弁閉鎖不全に対して下大動脈に弁挿入），麻酔はオドンネルとマクダーモットが施行．

3）1952–1959年：開心術の創始

　　1952年，ルイス（ミネソタ大学）が低体温でASDの閉鎖術に成功．1953年，ギボンが人工心肺を使用してASD閉鎖に成功．世界最初の人工心肺使用成功例とされる．ギボンはこの後，成功例がない原因の一つに麻酔に考慮を払わなかった点が挙げられている．1954年，リレハイが開心術のシリーズ．患者の両親を「生体肺」として使用した．麻酔はヴァンベルガンらが担当．1955年，カークリン（メイヨクリニック）がギボンの人工心肺を改良して多数例の開心術に成功．麻酔はパトリックが担当．

4）1960–1969年：心臓手術の発展

　　人工弁置換術（1960年代はじめ），心臓移植術（1967），冠状動脈バイパス手術（1967），マスタード手術（1963，1968）．シアトルとオークランド（ニュージーランド）で超低体温法の応用．1960年閉鎖式心マッサージ，さらにペースメーカー・ICUなど．ICUは麻酔科医の関与が大．

5）1970–1979：心臓麻酔の組織化

　　1970年，スワン・ガンツカテーテル導入．以後は省略．

　　　　　　　　　　　　　　　　　　　　　　　　　　　　（諏訪邦夫）

麻酔・集中治療・呼吸管理・循環関係のデータ(英語・英文)

「木の肺」

名　　　前：Wooden lung's history fascinating
著作権者：Ed Litwin
所在URL：http://www.mgh.org/hotline/dechot/wooden.html
ダウンロード：読み物．
動作環境と動作確認（機種，OS）：ブラウザで眺めるだけですが，テキストとしての採取はもちろん可能です．
行うこと：ポリオの発生に対して，「木製の鉄の肺」（「木の肺」というべきか）をつくって解決を試みた話です．

要　点

1940年に，ミシガン州のマーケットMarquetteという田舎町（スペリオル湖とミシガン湖に挟まれた地域で，陸路は不便で湖上交通も使われました．病院の名前はMGHと略されていて，それが上記のURLです．Mはマサチューセッツではありません．"mgh"は「Massachusetta General Hospital」ではありません．）で，80例ほどのポリオ患者と少なくとも23例の呼吸麻痺患者が発生し，当時鉄の肺は1基しかなく，後にさらに2基を借りましたが，とにかく不足でした．

　相談をうけたエンジニアは，この土地が木工が盛んで，電気掃除機はすでに存在していることから「木の肺」作成を思い立ち，相談を受けて4時間で一応完成して病院に送ったといいます．この時は，弁部分は手動で動かしました．

　最初の装置がとにかく無事機能して子供が一人助かっているという知らせをきき，この装置を自動化しようと考え，陳列につかう回転台つきのモーターを利用して弁に組み込み，呼吸サイクルを自動化に成功しました．

　その後，いろいろなアプローチが試みられ，一方で上記の「木の肺」をつくる他に，ドラム缶を利用した鉄の肺も製作しました．動力には電気掃除機を利用しましたが，小さな子供用にすでに動いている本物の鉄の肺の動力を「分けてもらって」利用したものもあります．

　最終的に8台の手製の「人工呼吸器」をつくり，合計10人を同時に治療できました．当時，人工呼吸器が8台も持っていたのは，この田舎町の病院以外にはボストン小児病院だけだったといいます．

　停電やモーターの故障が少なくなかったので，町の人たちがボランティアとして病院に待機して手動の人工呼吸に貢献しました．

　作り方は医学雑誌に報告され，アメリカの町で広く応用されたと記述されています．

利点とコメント

ただの「面白いお話」ですが，でもこういうものこそインターネットの「醍醐味」という気分で読めます．ただし2006年3月の時点ではアクセスできませんでした．

（諏訪邦夫）

麻酔・集中治療・呼吸管理・循環関係のデータ

ATSの慢性閉塞性肺疾患の本

名　　　前：Standards for the Diagnosis and Management of Patients with COPD
著作権者：American Thoracic Society.
所在URL：http://www.thoracic.org/copd/copdpdf.asp
　ここで，専門家バージョンと一般バージョンにわかれます．
ダウンロードするファイル名：名前の通り，1）が医師用，2）が患者用です．
　　1）http://www-test.thoracic.org/copd/pdf/copddoc.pdf
　　2）http://www-test.thoracic.org/copd/pdf/copdpatient.pdf
動作環境：Adobe Acrobat Readerが必要
動作確認（機種，OS）：Windows-XP
行うこと：学習です．医師版は222頁もあります．患者版は80頁と短い．

1）冒頭の頁が「診療開始」となっていて，「禁煙」すこし遅れて「ケア」がはじまり，これが「肺のリハビリテーション」が漸増して「症状が漸減」,「1秒量漸増」と組み合わさった図で，明快な主張を印象付けます．
2）内容は主に文章ですが，図を探すと図1は年齢と1秒率，図2は禁煙と1秒率（喫煙継続者，断続的禁煙者，禁煙者の3群），次の章の図1は太い気管支の顕微鏡写真で非喫煙者と喫煙者との比較．図2は細い末梢気管支の顕微鏡写真で非喫煙者と喫煙者との比較．図3は末梢気道と周辺の肺胞との関係を示す顕微鏡写真で健常人と肺気腫患者との比較．図4は肺血管系の顕微鏡写真を染色を変えて，慢性閉塞性肺疾患では筋組織も弾性線維も増殖．

　　次の章の図1は，喫煙者に対する治療のアプローチのアルゴリズムで，「喫煙をしていて禁煙の意志がない場合は，禁煙意志を発動させる（"provide motivation"）」．

　　次の章の図1もフローチャートで，「気管支拡張薬の選び方」で，まず症状が間歇的か持続的かで分けて，選択を継続します．

　　次の章の図1は，酸素療法のフローチャートで運動時と睡眠時のSpo\lrで酸素濃度を増減します．

　　次の章の図1（126頁）は肺切除術の術前評価で，心臓の評価と肺機能の評価を組み合わせたフローチャートになっており，運動負荷試験でVo\lrmax（最大酸素摂取率）の評価を加えています．次の頁の図2にその簡略版が載っています．

利点とコメント	上の記述からもわかるとおり，かなり徹底したマニュアルで，「方針をフローチャートで示す」スタイルであり，表は大量に載っていますが，基本を学習する図は少ないといえそうです．
アクセスの仕方	2006年3月の時点でURLがかわっています．ATSのホームページ→Clinical Infomation→COPD Guidelineでたどれます

（諏訪邦夫）

麻酔・集中治療・呼吸管理・循環関係のデータ(英語・英文)

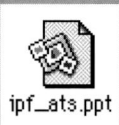

ipf_ats.ppt

ATS の特発性肺線維症のスライド

名　　前：Idiopathic Pulmonary Fibrosis
著作権者：American Thoracic Society
所在 URL：http://www.thoracic.org/education/slides.asp#ats1
ダウンロードするファイル名：IPf_ATS.ppt（スライド集）と21[1].pdf（その解説）
動作環境：パワーポイントと Adobe Acrobat Reader
動作確認（機種，OS）：Windows–XP
行うこと：特発性肺線維症（IPF:Idiopathic Pulmonary Fibrosis）の解説

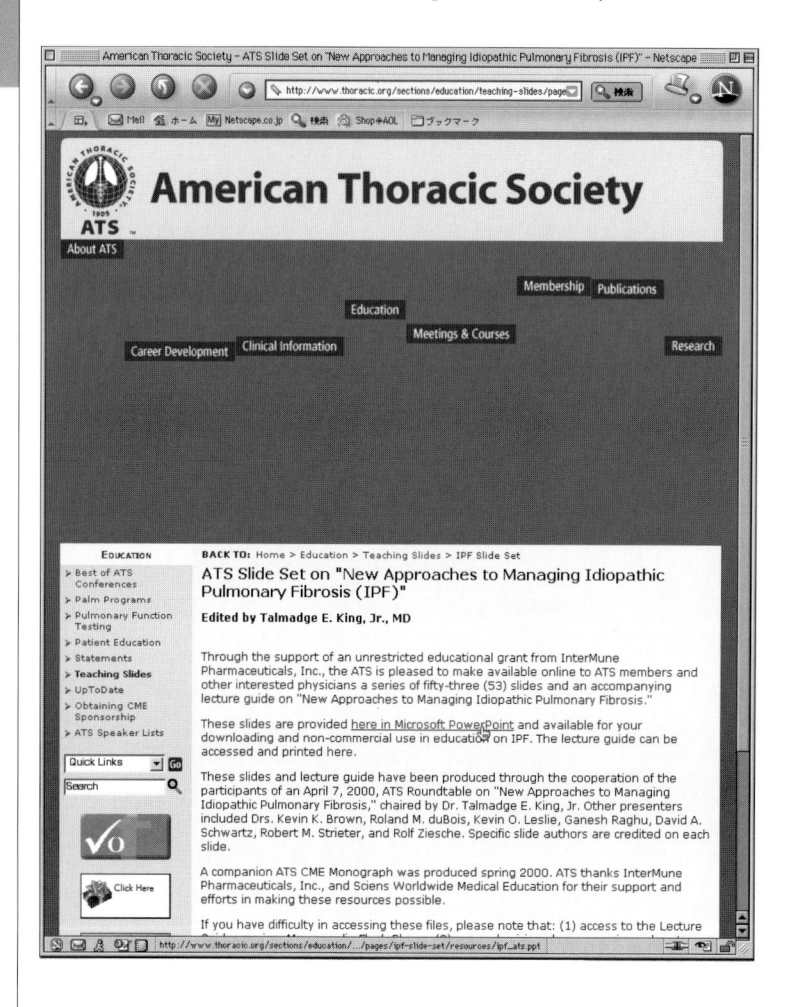

内　容

1）スライドと解説書のタイトルは "New Approaches to Managing Idiopathic Pulmonary Fibrosis"
2）スライドは53枚，解説書は58頁
3）スライドの図・絵と文字とのバランスは半々に近い割合です．顕微鏡写真もモデル化した図と対比してあって，わかりやすい印象を受けます．
4）スライド集と解説とは対応して作成されており，解説を読みながらスライドを見ると具合がいいのでしょう．

使 い 道	使い道：IPFの講演や講義をする人は多くはないでしょうが，それにしても素晴らしい資料です．PDF形式の資料は多いのですが，パワーポイント形式のものは少なく使い道が多そうで，その意味でも貴重な資料です．一般に，IPFに詳しくないものにとってはありがたいと感じます．
利点とコメント	こういうものを配布してくれることはありがたいことですが，それが学会のお墨付の配布となると，その道に詳しい人たちの間に不満とか退屈感とかはないでしょうか．自分で講義する際に，これを完全に無視するのもむずかしいし，全面的に頼るのも面白くないでしょう．私がその立場だったら，中途半端で不満感がつのる気持ちです．

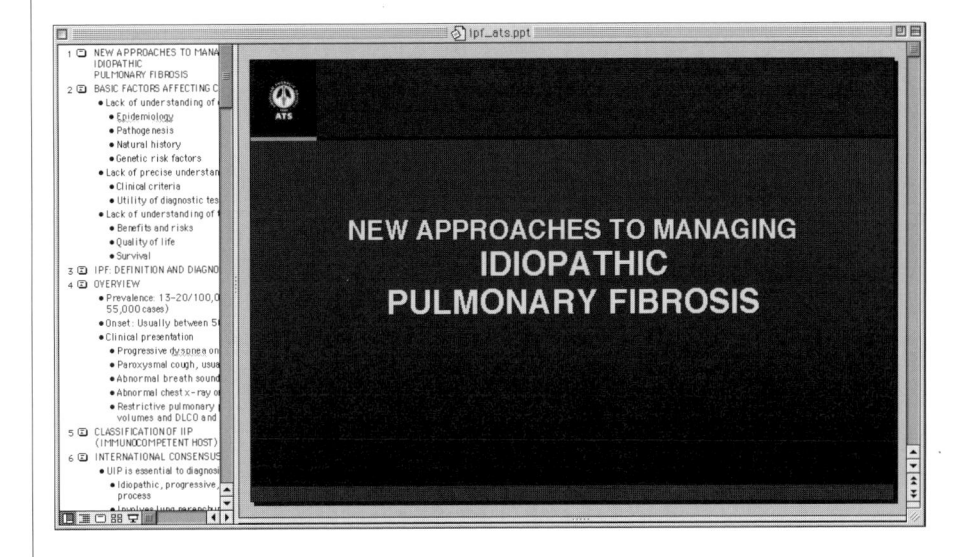

（諏訪邦夫）

麻酔・集中治療・呼吸管理・循環関係のデータ(英語・英文)

アメリカ心臓学会ホームページ

名　　　前：American Heart Association Learn and Live
著作権者：American Heart Association
所在URL：http://www.americanheart.org/presenter.jhtml?identifier=1200000
動作環境：ブラウザベースでの使用
動作確認（機種，OS）：Windows-XP
行うこと：アメリカ心臓学会ホームページで，ここからいろいろなところにジャンプします．

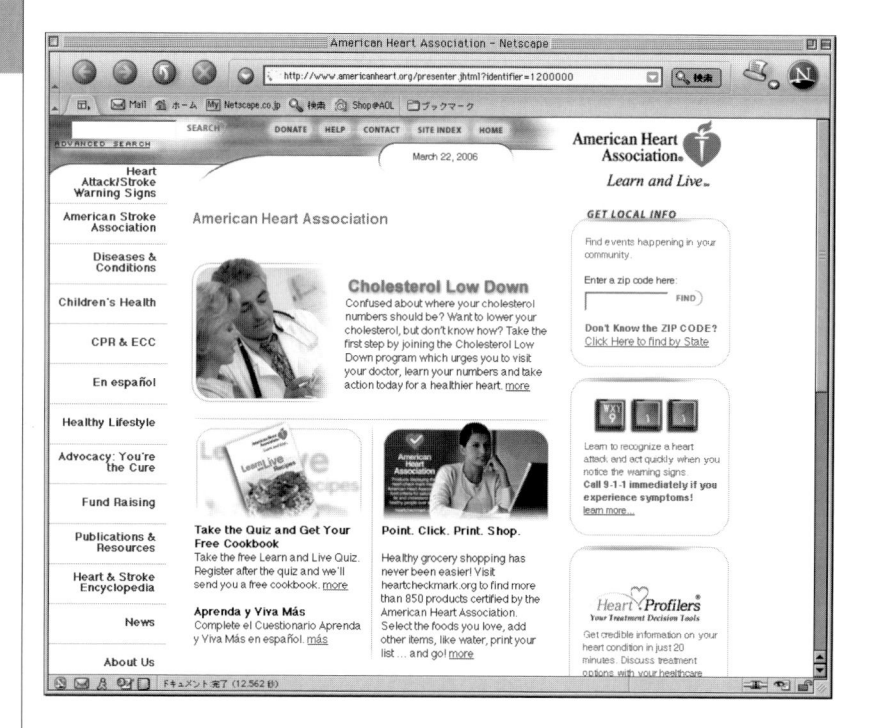

内容

ホームページが次の構成になっていて，少しかわっています．
1）"CPR Anytime"という商品の広告がトップ；「30ドル未満でCPRを学習」となって，どうやらCPR練習用のマネキンお人形とそのマニュアルのようです．
2）「クイズに答えて料理本を手に入れよう」；ここはスペイン語でも書いてあります．
3）"Go Red for Women"；「女性は赤で」とでも言うのでしょうか．心臓病を防ぐキャンペーン．
4）この他に，ページの両脇にいろいろとジャンプする項目が書いてあります．ともかくかわった構造です．
5）Warning Signs「危機症状」；Heart Attack, Stroke & Cardiac Arrest Warning Signs
　　Heart Attack，Stroke，Cardiac Arrestの3つのWarning Signsの欄にリンク

6）Diseases & Conditions「疾患と病態」；ふつうの病気の解説，もちろんここからさらに細かく分かれます．

7）CPR and Emergency Cardiovascular Care；一般の人に見てほしい箇所でしょう．力が入っています．

8）Publications & Resources というところに文献がいくつかついています．

　①"Heart and Stroke Facts"；80頁ほどの大きな文書ですが，図・絵・写真はほとんどなく文字の説明だけでした．

　②"Heart Disease and Stroke Statistics—2005 Update"；これは60頁あまりの文書で，統計なのでその面の図が多数掲載されています．

　③"ACC/AHA 2005 Guideline Update for the Diagnosis and Management of Chronic Heart Failure in the Adult"は80頁，これもダウンロードを許しています．

　④"Exercise and Heart Failure"は16頁，これもダウンロードを許しています．
その他，まだまだいろいろあるようです．

使い道	特殊な掲示がないかと探しましたが……．
利点とコメント	ソフトウェアを探しましたが，見つかりませんでした．でも，探し方が悪かったのかもしれません．

（諏訪邦夫）

医学・医療一般
（英語・英文）

医療情報の電子図書館：Virtual Hospital

名　　　前：Virtual Hospital：A digital library of health information
著作権者：各項目の著者と The University of Iowa.
所在URL：http://www.vh.org/navigation/vh/topics/
ダウンロードするファイル名：全体のダウンロードは不能
動作環境：ブラウザでみる．
動作確認（機種，OS）：Windows-XP
行うこと：名前の通り，「医学と医療一般のディジタル情報」．テーマ別（たとえば疾患名や薬物名）で選ぶことも，専門別（内科，外科，麻酔科など）も可能．しかも「医療者用」と「患者用」とがある．なお専門別のものには "Health Prose by Specialty" という用語をつかっている．"Prose" というのは，「散文」・「文章」・「解説文」というような意味らしい．
解凍方法：解凍不要．

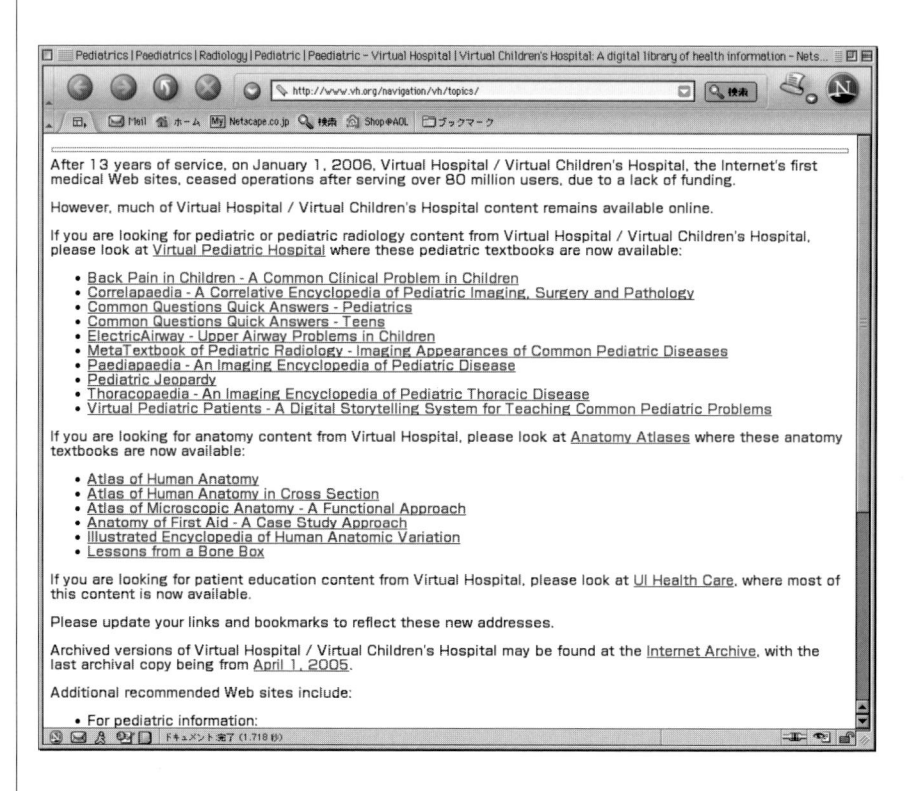

内　容

1）教科書はいろいろに分かれています．たとえば，「麻酔学教科書」は，「ガイドライン」，「教育」，「鎮静」，「鎮痛」などの一般的テーマの他に，「急性痛のコントロール」，「慢性痛のコントロール」，「PCA（Patient Controlled Analgesia）」，「出産と鎮痛・麻酔」，「高圧酸素療法」，「小児麻酔」，「小児の鎮痛」などに分かれています．「医療者用」と「患者用」はテーマはほとんど変わらないが，内容は異なります．小さな項目の中にも，「医療者参照の欄」と「患者参照の欄」と分けて指定してあります．どうやら，小項目ごとに「医療者用」と「患者用」

が書いてあり，「教科書全体」としてもその「医療者用」と「患者用」を組み合わせているようです．
2）"Virtual Children Hospital"つまり小児病院は独立しています．
3）CME（Continuing Medical Education）という項目があり，得点できるようになっています．ただし，領域はごく狭い範囲に限られています．
4）Translationでは一部の項目が外国語になっていて，例はスペイン語，ドイツ語，ポルトガル語，アイスランド語，ロシア語の5種類で，内容はいずれも限られています．日本語はありません．
5）PDA（personal digital assistants：ごく小さなパソコン）での使い方が詳しく説明してあります．

使用方法	教科書としての使用と項目ごとの使用が中心でしょう．
利点とコメント	1）一つのファイルとして採取できる分量はあまり多くはありません． 2）医療の全体をカバーはしますが，辞書としては弱く，たとえば個々の薬物を検索してもみつからない場合が多いと感じました． 3）「麻酔」に関する限り，分量が不足して物足りません．小さな教科書の量に及びません．たとえば，讃岐先生の「麻酔メモ」や立川先生の「麻酔学」や諏訪の「電子版麻酔学教科書」よりずっと少ないでしょう．

（諏訪邦夫）

医学・医療一般
（英語・英文）

生理学教科書

名　　　前：online medical textbook content: Textbook in Medical Physiology And Pathophysiology, Essentials and clinical problems

著作権者：出版社（デンマーク所在）

所在URL：http://www.mfi.ku.dk/ppaulev/content.htm

　例：呼吸生理学の部分はhttp://www.mfi.ku.dk/ppaulev/chapter13/Chapter13.htm
　　　この"/chapter13/Chapter13.htm"の数字を書き換えれば，自由に他の部分にアクセスできます．全部で19まであります．

ダウンロードするファイル名：好きな箇所をコピー/ペーストで．

動作環境と動作確認：インターネットブラウザで読む．

解凍方法：解凍は不要．OCRがかけてあって，文字部分はテキストになっています．

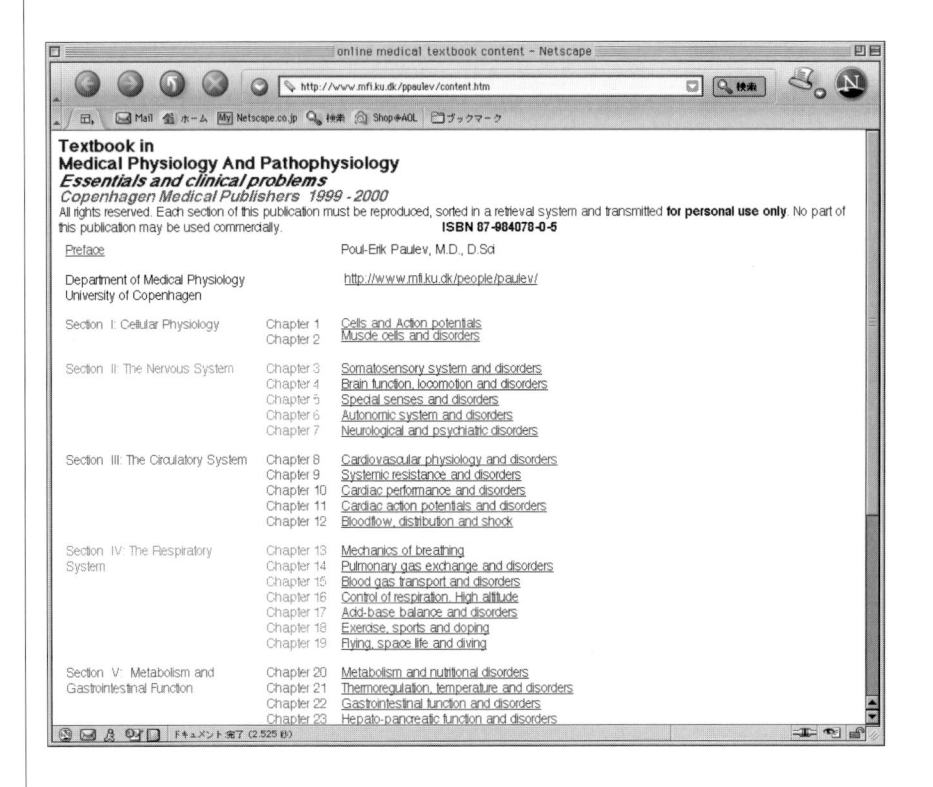

使　用　方　法　　文章ですからご自由に．

解　　　説　　"Textbook in Medical Physiology And Pathophysiology, Essentials and clinical problems"というタイトルで，要するに生理学教科書です．「個人使用に限ること」という注釈がついています．教科書全体は細胞生理学，中枢神経系とはじまって，内分泌系まで合計33章からなりざっとかぞえて，1500頁くらいの大著ということのようです．

　私はその"Section IV The Respiratory System"を眺めました．文章だけで合計7千行で，これに100弱の図と20程度の表が付属していますから，印刷頁で300

頁位にもなるので，立派な「呼吸生理学教科書」の分量です．本文は7つの章（換気力学，ガス交換，血液ガス，中枢制御，酸塩基平衡，運動とスポーツ，高空と宇宙）からなり，当然のことながら内容もしっかりしています．構造は，各章ごとに一つのファイルです．つまり章単位でダウンロードできます．

　一つだけ残念に感じるのは，文章部分は章ごとに一挙に写せてダウンロードが可能ですが，html構造でのダウンロードを許していないらしく，図が欲しければ各図を個別にコピー/ペーストする必要があるようです．

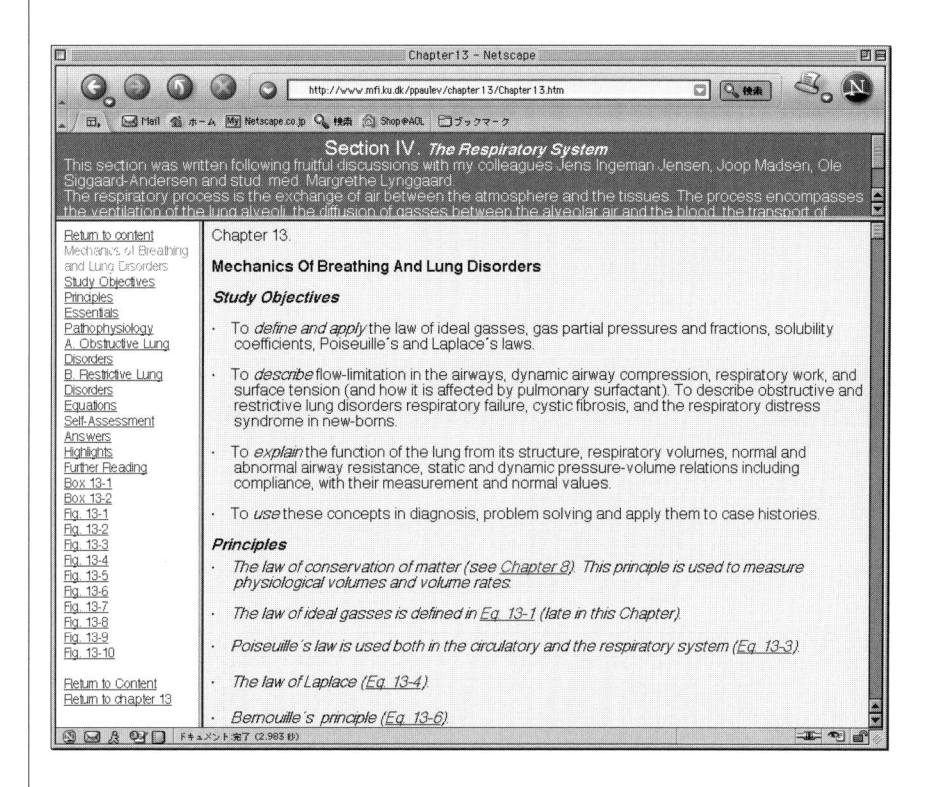

（諏訪邦夫）

医学・医療一般
（英語・英文）

生理学会・生化学会・FASEB

名　　前：
著作権者：下記各学会
所在URL：アメリカ生理学会　http://ajplegacy.physiology.org/
　　　　　アメリカ生化学会　http://www.jbc.org/cgi/content/full/
　　　　　FASEB　http://www.faseb.org/opa/break/
ダウンロードするファイル名：解説参照，多種
動作環境と動作確認：インターネットブラウザで読む．
解凍方法：解凍は不要．文字部分はテキスト．

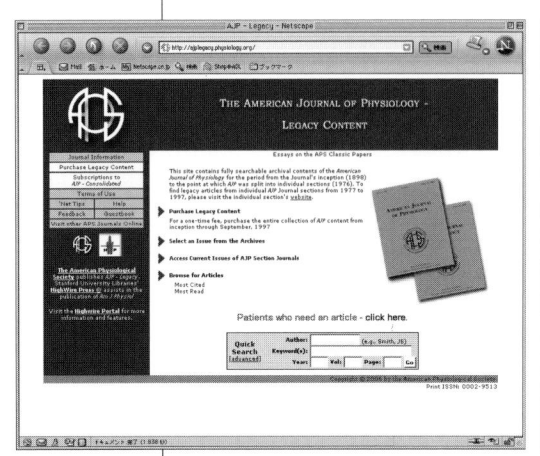

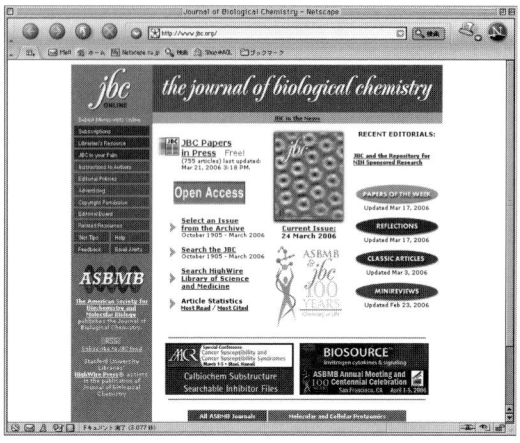

使用方法	文章ですからご自由に．
解　　説	上記の学会はいずれもアメリカの基礎医学系の学会で，学会の事業として次のことを行っています． 1）古い論文を公開する．場合により，適切な解説をつける． 2）会員一般や非会員の社会一般の関心の深いテーマについて解説の文章を掲載する．

アメリカ生理学会

"Essays on the APS Classic Papers" として30ほどのテーマについて，著名な研究者が古典とされる論文について短い解説を書き，その参考文献として原論文自体を引用して公開しています．

例）タイトルは "Understanding pulmonary gas exchange: ventilation–perfusion relationships" 解説者はJohn B. Westで，引用している原論文は下のもので，どれも私にはなつかしい古典です．

　　Fenn WO, Rahn H, and Otis AB. A theoretical study of the composition of the alveolar air at altitude. Am J Physiol 146: 63 7．653, 1946

Rahn H. A concept of mean alveolar air and the ventilation–bloodflow relationships during pulmonary gas exchange. Am J Physiol 158: 21.30, 1949

Riley RL and Cournand A. "Ideal" alveolar air and the analysis of ventilation-perfusion relationships in the lungs. J Appl Physiol 1: 825.847, 1949

Riley RL and Cournand A. Analysis of factors affecting partial pressures of oxygen and carbon dioxide in gas and blood of lungs: theory. J Appl Physiol 4:77.101, 1951

他の例としては，John W. Severinghausが血液ガス電極開発当時の論文を紹介した記事と原論文，S.S. Ketyを中心とする脳血流と脳循環の研究と原論文の紹介，AC Guytonによる循環系のシステム解析の紹介，WB Cannonの副腎と交感神経系の働きの古典論文の紹介，マイクロパンクチャーによる腎機能の解析など多彩です．

アメリカ生化学会

同様に，こちらには100弱の解説が掲載されており，多数の古典論文が公開されています．

例）F LipmannのCoA発見の論文，D Nachmansohnによる生体電気のメカニズムの研究，牛のクローバー病とダイクマロールとワーファリンの関係（いずれも血液凝固阻止物質との関連），Meyerhofによる解糖系の解明，ワクスマンによる抗生物質の研究，広範囲の領域で活動したL Paulingの事跡，ヘモグロビンの構造と機能の解明に活動したGS Adairとその式，Cori夫妻により糖代謝の研究，DD Van Slykeによるマノメトリック法を利用する血液ガス分析，F Banting & C Bestによるインスリン発見，EC Kendallによるサイロキシンとコーティゾンの分離などを挙げています．

FASEB

FASEB（Federations of American Societies of Experimental Biology）は，アメリカの医学生物学系の連合組織で，春のイースター休暇にあわせて巨大な学会が開かれます．このFASEBが，一般大衆に科学一般を学ばせる狙いで提供しています．"生命科学の革新点：Breakthroughs in Biomedicine"というタイトルで，「大衆向け」ですがレベルはかなり高く，バカになりません．長さは数頁から長くても20頁未満で，図や写真もついて分量も適当です．各解説の最後に，「もっと勉強したい人が読むべきリスト」("Further reading")が載っています．

2005年秋の時点で，18のテーマを扱っています．各記事はhtml形式の他に，大多数がpdf形式にもなり，ファイルとして採取して印刷して読むのには便利です．解説を担当しているのは，研究者の他に科学史専門家とジャーナリストもいます．

テーマの例）肺の表面張力の問題，たんぱくの構造の話，特に「折りたたみ」のこと，ヘリコバクターと胃潰瘍などが例です．

（諏訪邦夫）

医学・医療一般
（英語・英文）

酸塩基平衡の全般をカバーする

名　　前：Acid-Base Tutorial Home Page

著作権者：Alan W. Grogono, MB, BS, MD, FRCA（Professor, Department of Anesthesiology）

　Tulane University School of Medicine, 1430 Tulane Avenue, New Orleans, LA 70112

　Telephone：（843）842-5926．Fax：（843）842-5936

所在URL：http://www.acid-base.com/

ダウンロードするファイル名：ブラウザベースで眺める．

動作環境と動作確認（機種，OS）：Windows-XP

行うこと：酸塩基平衡全般の素晴らしい解説

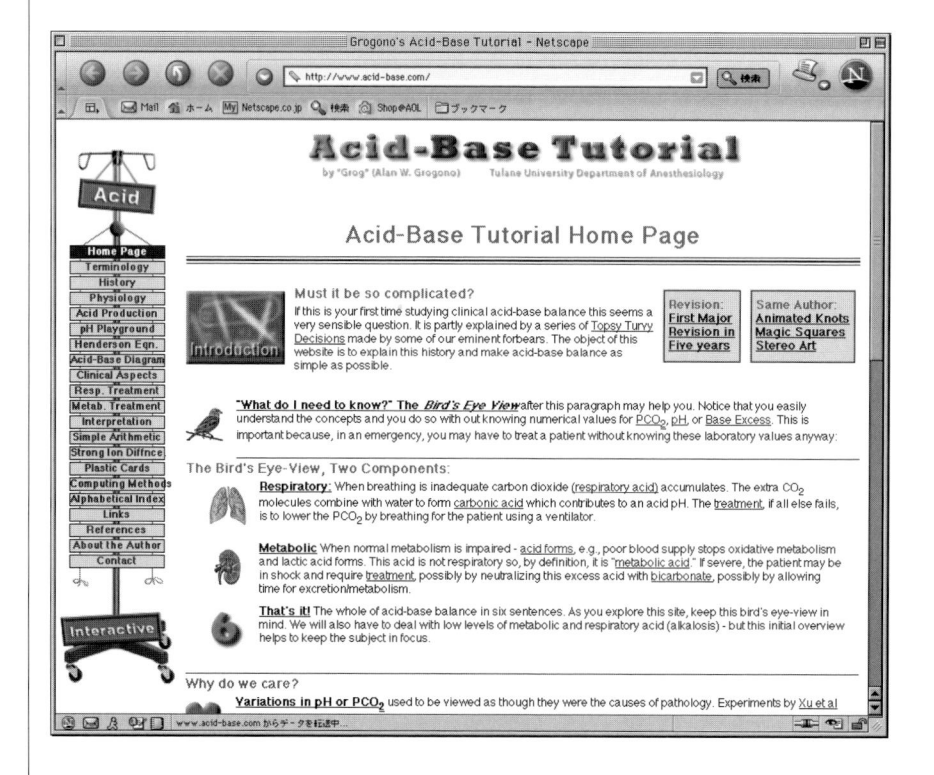

使 用 方 法	酸塩基平衡のすべてを解説しています．目次は，用語（Terminology），歴史，生理学，酸の産生，「pHで遊ぼう」（pH Playground），ヘンダーソンの式（Henderson Eqn.：おなじみのヘンダーソン／ハッセルバルフ式ではなくて，対数でない $[H^+][HCO_3^-]=k \cdot P_{CO_2}$ の形），酸塩基平衡の図（Acid–Base Diagram），臨床の問題（Clinical Aspects），呼吸の治療（Resp. Treatment），代謝の治療（Metab. Treatment），解釈（Interpretation），簡単な算術（Simple Arithmetic：P_{CO_2} とpHと酸の蓄積の関係で，"12=0.1=6（mmHgとmEq/L）という数式，つまりpH0.1の変化は P_{CO_2} で12mmHgの変化かBEで6mEq/Lの変化に対応），強イオン差（Strong Ion Diffnce：最近流行の概念で $[SID]=[Na^+]+[K^+]+[Ca_2^+]+[MG_2^+]-[CL^-]-[\text{Other Strong Anions}]$ ということになります），計算法（Computing Methods：グラフの書き方のサブルーチンも）などです．参考文献（References）には，20ほどの本と論文がリストされています．
使 い 道	学習と遊びですが，図の部分が現時点（2005年11月）ではハリケーンの影響で弱くて「遊び」部分が以前のように動いてくれません．
利点とコメント	非常に高度というわけではありませんが，酸塩基平衡の全般をしっかりカバーしており，書き方も中身の情報も堅実です．強イオン差（Strong Ion Diffnce：SID）の解説は内容も特に優れていると感じます． 　なお，2005年のハリケーンのために一部の機能が使えなくなっています．著者自身がすでに引退してニューオルリーンズを離れており，これから回復の可能性があるのかわかりません． <div style="text-align:right">（諏訪邦夫）</div>

医学・医療一般
（英語・英文）

インパクトファクターと Citation Index

名　　　前：Eugene Garfield, Ph.D.
著作権者：Eugene Garfield
所在URL：1）http://garfield.library.upenn.edu/
　　　　　2）http://www.isinet.com/essays/journalcitationreports/7.html/
ダウンロードするファイル名：タイトルは"The Impact Factor"，テキストで15KB
動作環境と動作確認：単に文章なので，インターネットブラウザが使えればよい．
行うこと：英文の文章を読むだけ
解凍方法：解凍不要

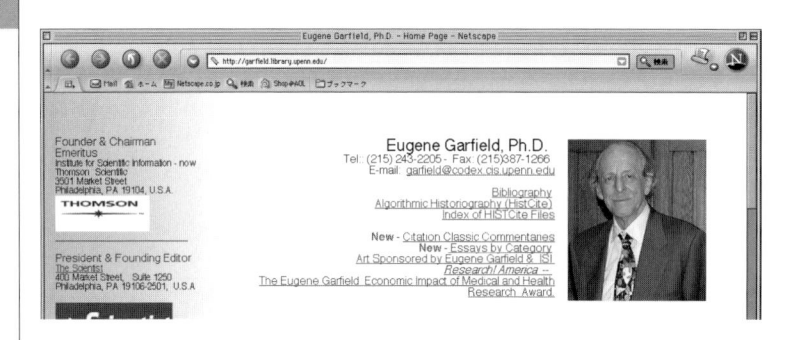

説　　　明　インパクトファクターは，本誌の読者には興味を持つ人が多いだろうと思います．インターネットを眺めていて，たまたま，その関係の文章が大量に掲示してある箇所がみつかりました．それによると，このテーマではEugene Garfieldという人が推進力になっており，この人はペンシルヴァニア大学と関係が深く，フィラデルフィア市を拠点に活動しています．人の解説が1番目のURLです．

　一方，このGarfield氏がインパクトファクター（IF）の意義を詳しく解説した記事が2番目のURLです．"The Impact Factor"というそのものずばりのタイトルで，テキストで15KBくらいもあり印刷すると約20頁にもなる長い解説文で，原文はCurrent Contents 1994年6月20日号に発表されたものだそうです．前文部分に，「1960年代にわれわれがインパクトファクター（IF）を発明した」と書いてあります．そうして，彼の組織である「科学情報研究所：Institute for Scientific Information」が，JCR（Journal Citation Reports）という雑誌の刊行を1975年に開始しました．これがIFの創始です．

　解説文の項目を挙げると「定義」（前2年間の引用数/前2年間の記事数：つまりすべての記事が一回ずつ引用されればIF=1），「用途」（出版社，図書館，そうして最近は大学での使用），「賢い使い方」（IFだけに頼らないこと．雑誌のIFが高いことは，個々の論文のインパクトが高いこととは一致しない場合が多い点），「総説記事の問題」（総説記事は引用回数が多くなるのでインパクトファクターが高く出る．参考文献が100を越える論文は総説に分類），「方法の記事」（方法の記事も引用回数が多くなるのでインパクトファクターが高く出ると思われていますが，雑誌全体としてそんなことはありません．ただし，個々の記事が極端な引用

回数を稼ぐ事実はあります．），「専門毎の変動幅」（専門分野によってはIFに大きな差があるので，特定の専門分野では他の領域と比較するのは必ずしも妥当ではありません），「記事毎のインパクト」（原著，経験，手紙などはIFでは区別していません），「引用を受けるだけの雑誌」（JCRに載っている雑誌の一部は，引用されることはありますが，引用する側には入っていません．この場合，引用される雑誌同士の引用は数に入らないのでIFが低く計算されます），「雑誌のタイトル変更からおこる問題」（ARRD:American Review of Respiratory DiseasesがAJRC-CM:American Journal of Respiratory and Critical Care Medicineに変更になったのはその顕著な例．2年間は低く出る），「結語」といった構成です．

大変に具体的で面白く読めます．

著者の経歴と立場

インパクトファクターに類似のことをぼんやり考える人は少なくないとして，それを「仕事として実行に移す」のは別の問題で，この人の経歴に興味を惹かれました．

著者は，1949年にコロンビア大学の化学のカレッジ課程を卒業し，1954年に同大学で「図書館科学：Library Science」のマスターをとっています．生年は不明ですが，1949年に20歳を出ていたはずで，1920年代の後半の生まれでしょう．

1961年にペンシルヴァニア大学で「構造言語学：Structural Linguistics」Ph.D.を取り，そのテーマで短い論文をNatureに載せています．少し遡って1955年のScienceに"Citation Indexes"の基本の考え方の論文を発表したのが，Citation IndexesとImpact Factorの起源です．1954年に自分の名前を冠した組織（Eugene Garfield Associates）を起こし，1960年にその組織を改組して上記の「科学情報研究所：ISI」として，1992年まで"President & CEO"を勤めました．

化学でカレッジを出，図書館学でマスターをとり，構造言語学で化学名と分子式関係のアルゴリズムでPh.D.をとったという経歴が，Citation IndexやIFにつながるのは納得がいきます．

1963年に，自分の施設であるISIをつかって実際にScience Citation Indexを発表し，その後は毎年刊行しています．この人は「研究は社会として収支が合う」と一貫して主張して（Garfield E. The Economic Impact of Research and Development, Current Contents No. 51, pgs. 5–15 (1981). http://www.garfield.library.upenn.edu/essays/v5p337y1981–82.pdf），その面に着目した賞も創設しています．膨大な量の論文と書籍を発表し，一部はインターネットで公開し，20冊弱の「全集」も発表しています．Citation IndexesやIFに関しては競争相手もいたようです．

この人の経済的基盤が不明で，特に大学を出た1950年代からPh.D.をとる1960年代はじめ（35歳くらい？）までの経済をどうしたのかわかりません．上記の履歴では，研究所をつくれるほど「若い頃に稼ぎが多かった」とは思えません．何か別の要因があったのかも知れません．

（諏訪邦夫）

医学・医療一般
（英語・英文）

Retrospectroscope

名　　前：Retrospectroscope

著作権者：J.H.Comroe

所在URL：http://www.thoracic.org/aboutats/retrospectroscope/
「アメリカ胸部疾患学会」のホームページの http://www.thoracic.org/ からも到達できる．

ダウンロードするファイル名：上記のリストには40以上のエッセイのタイトルが載っているので，そこからお好きなものをどうぞ．

動作環境：Adobe Acrobat Reader

動作確認（機種，OS）：Windows–XP

行うこと：有名なコムロウ氏のエッセイ

解凍方法：解凍不要．PDFファイルになっている．なお，PDFファイルの文字部分はOCR化ができており，テキストとして転写も可能．

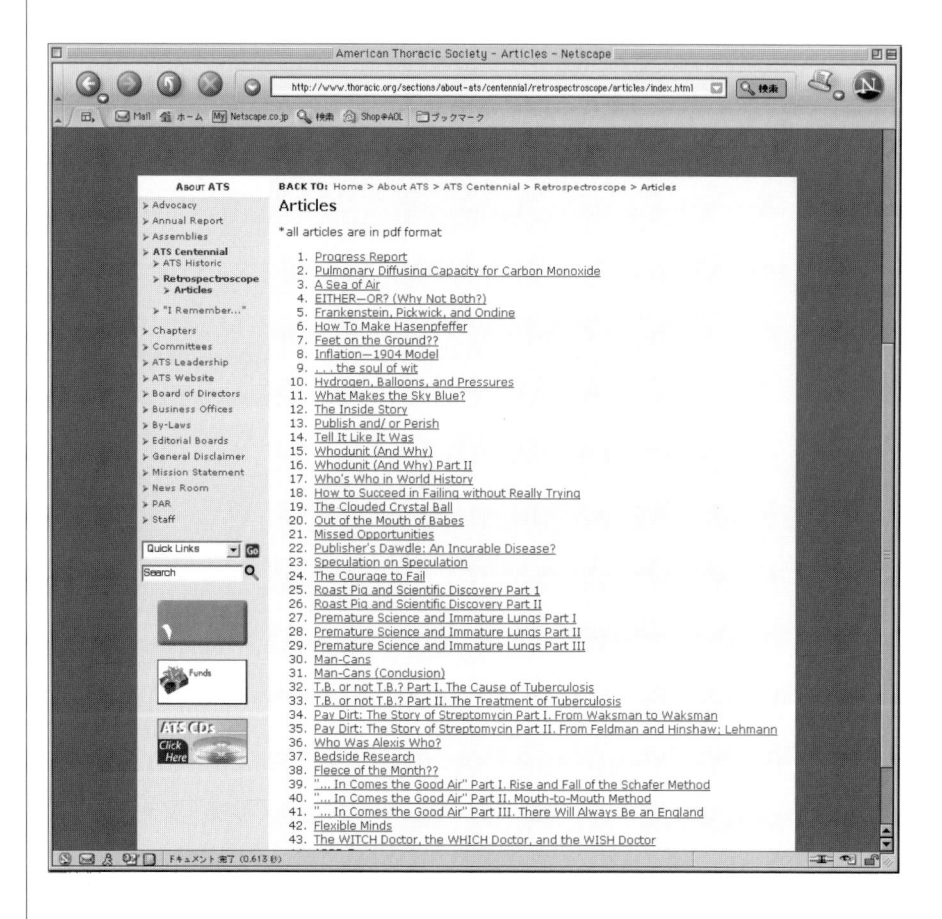

使　用　方　法　　自由．PDF形式の原ファイルは印刷には便利ですが，画面で読むにはテキストに転写したほうが読みやすく感じます．本エッセイは図がほとんどないので，テキストも便利です．

備　考　1	上記のURLに近いところに「検索：search」というのもあって，Retrospectroscope全体から単語単位で検索してくれます．	
備　考　2	Adobe Acrobat Readerはご存知と思いますが，"Reader"部分は無料でインターネット経由で配布されているので，持っていなければ入手してご自分のパソコンに組み込んで下さい． 　pdf形式のファイルを自分のパソコンにダウンロードする方法もご存知と思いますが，ご存じない方のために一つだけ注意すると，この保存はブラウザ（たとえばInternet Explorer）の"ファイル保存"で行うのではなくて，Adobe Reader自体のファイル保存を使います．こちらは，"ファイル保存"という用語ではなくて，ブラウザの"ファイル"の下のほう，Adobeの左上にあるフロッピーのマークがそれです．保存してしまえば，あとで印刷して読むのも文字の大きさを変えるのも自由です．	
備　考　3	書籍版の"Retrospectroscope"や翻訳書をお持ちの方は，本掲示の順序が書籍とは大幅に異なる点にご注意ください．	
利点とコメント	コムロウ氏（JH Comroe, Jr.）の"Retrospectroscope"は，当初はアメリカ胸部疾患学会（ATS：American Thoracic Society）の機関紙であるARRD誌（American Review of Respiratory Diseses：現在のAJRCCM:American Journal of Respiratory and Critical Care Medicine）に連載され，後にまとめて書籍の形で出版されました．この書籍版の"Retrospectroscope"が，日本語訳されているのをご存知の方も少なくないとおもいます．（諏訪邦夫訳：医学を変えた発見の物語（新訳）．JH Comroe, Jr. Retrospectroscope— Insight into Medical Discovery.中外医学社.東京.1998.）書籍の原本は現在では入手が極端にむずかしく，古書として購入するにしても高価です．ところが，雑誌のオリジナル記事がATSの100年記念事業の一環として，無料で公開され自由に読めるようになりました．本当にありがたいことです． 　内容は呼吸器学を中心に医学や一部は医学を越えた科学一般の領域で，発見や発明の「経緯」を詳しく考察し，それが組織だった研究でまっすぐに完成することはまれで，ひどく曲がりくねった道をたどったり，半ば偶然によるものであることを詳細に説明した内容です． 　形式はエッセイですが，実は「研究の研究：Research on Research」という真面目なNIHのプロジェクトの成果を基礎としてふまえた文章で，それ故かたいていの章に詳しい参考文献がついています． <div style="text-align:right">（諏訪邦夫）</div>	

医学・医療一般
（英語・英文）

ノーベル賞

名　　　前：The Nobel Prize in Physiology or Medicine – Laureates（ノーベル生理学医学賞受賞者）

著作権者：ノーベル賞委員会

所在URL：http://www.nobel.se/medicine/laureates/

ダウンロードするファイル名：ダウンロードできるものはありません．しかし，コピー/ペーストは自由．

動作環境と動作確認：ブラウザ．

行うこと：ノーベル賞に関する情報いろいろ

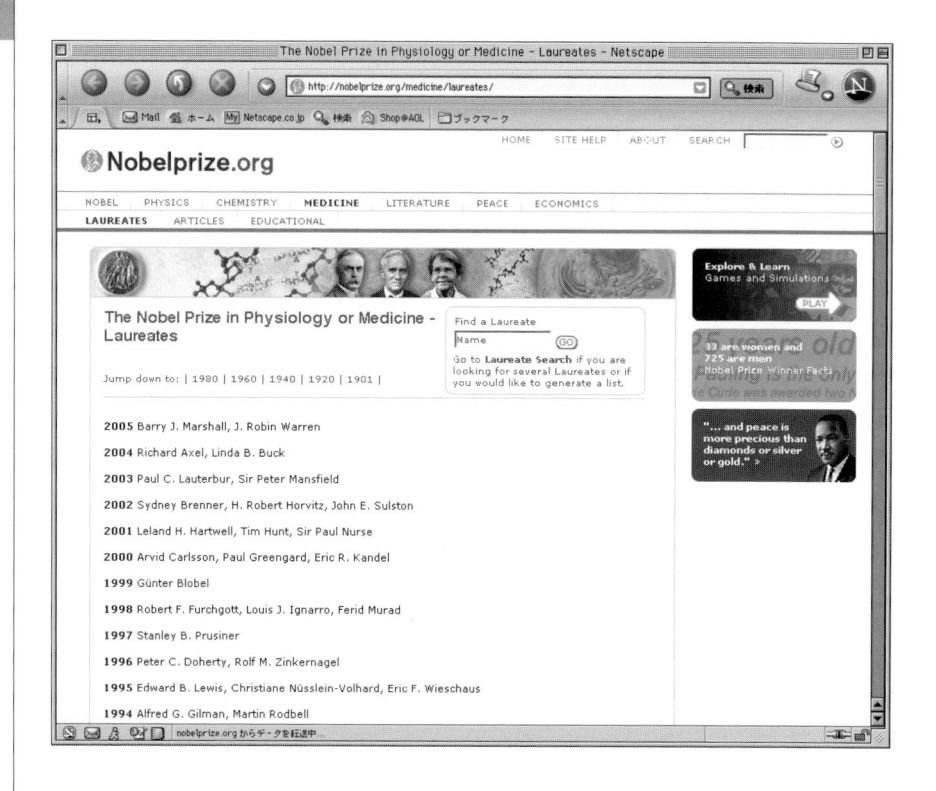

内　容

1）上記URLは「生理学医学賞」だが，別の賞にジャンプするのも容易．
2）人名から検索もできます．
3）受賞者リストは一応新しいほうから1901年の第1回に向かって並んでいます．
4）各年の受賞者名にジャンプすると，受賞者の写真，ごく簡単な略歴，生年と没年が記述され，さらに各受賞者の受賞講演か晩餐講演のどちらかにジャンプできます．
5）ノーベル賞に関係した情報百般が載っているその例
　①ノーベルの遺書．もちろんノーベル賞設立を求めています．1985年11月27日
　②ノーベル賞への推薦手順と推薦有資格者の基準が詳細に記述されている．5

月末までに完了するきまり．
③受賞者の経歴は詳しく発表になり，自伝を発表することもあります．個人的情報（住所，電話，Email）などは発表しません．「勤務先は発表されるので，知りたければそこに問い合わせるよう」と書いてあります．
④このURLの文章部分にはリンクをはってかまいませんが，頁全体の使用は不可．また写真には著作権があるので掲載は許されません．
⑤ノーベル賞に追加するのはむずかしい．ノーベルの遺志が遺言で明確にされているからです．1968年に経済学賞が設立されたのが唯一の例外で，スウェーデン銀行設立400周年を祝う寄付を基金としたもので，慎重な手順を経て承認されています．
⑥賞金額はスウェーデンクローネで明確に発表されていますが，毎年同一ではありません．
⑦ノーベル賞のうち平和賞だけがノルウェイの委員会が選出されて授与もノルウェーで行われる問題は，ノーベルの遺書に明確に書いてあるのですが，理由は不明．
6）ノーベル賞に関係するクイズとゲームが載っています．

使い道	受賞者総数（6種の賞を含めて）は全体としては700人を超える．したがって，大変な情報にアクセスできることになります．
利点とコメント	何といってもノーベル賞だから興味が深く，特に個々の受賞者の講演が読めるのがありがたいと感じます．

（諏訪邦夫）

医学・医療一般
（英語・英文）

肥満の考察と治療：NIHのガイドライン

名　　　前：Clinical guidelines on the i, e, treatment of obesity The Evidence Report NIH
著作権者：NIH
所在URL：http://www.nhlbi.nih.gov/guidelines/obesity/ob_gdlns.pdf
ダウンロードするファイル名：
　http://www.nhlbi.nih.gov/guidelines/obesity/ob_gdlns.pdf
動作環境：PDFファイル
動作確認（機種，OS）：Windows–XP
行うこと：肥満と関連病態の徹底的な考察

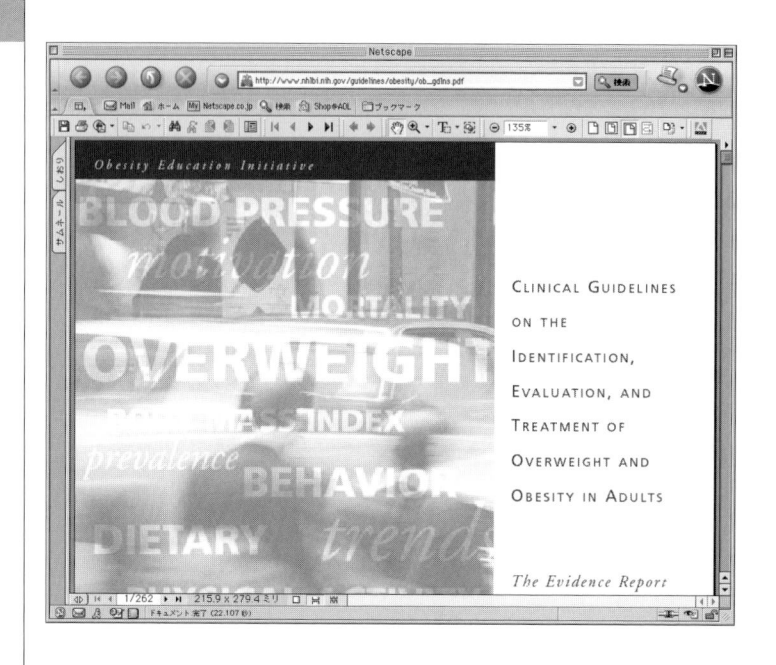

内　容

目次の基本部分を示します．
1．序論：A. なぜガイドラインをつくるか，B. ガイドラインのねらい
　　C. ガイドライン作成の方法，D. 仮定，E. ガイドラインの用途
2．体重過多と肥満：背景
　　A. 健康と経済への費用と負担，B. 肥満の防止法，C. 肥満による健康の障害
　　D. 減量と死亡率，E. 環境要因，F. 肥満発生における遺伝の要素
3．無作為臨床試験に基づく根拠
　　A. 何故肥満を治療するか，B. 有効治療は何か
4．治療のガイドライン
　　A. 概観，B. 肥満の評価と分類，C. リスクの評価
　　D. 患者の評価と治療の戦略，E. 減量治療からの除外の条件
　　F. 患者の動機付け，G. 減量の到達点とそこまでの道
　　H. 減量と減量した体重の維持，I. 肥満者の禁煙の問題
　　J. 減量治療における医療担当者の役割

使 用 方 法	PDFファイルで260頁，テキストに直して66万KB，つまり新書で3冊分にあたる膨大な報告書で，「肥満の問題で書いてないことはない」というくらいの徹底した記述です．
使 い 道	「肥満の問題の定本」として．
利点とコメント	ここに記述されているのはアメリカの状況と考え方であって，日本には当てはまらない面もありますが，それにしてもこの大量の情報を作り出すだけでも，この国の仕事の徹底的なやり方，ある意味では大げさなアプローチに感心したり呆れたりもします．

（諏訪邦夫）

医学・医療一般
(英語・英文)

無料アクセス雑誌と論文のリスト

名　　　前：PubMed Central Home Page
著作権者：National Library of Medicine（NLM：アメリカ国立医学図書館）
所在URL：http://www.pubmedcentral.nih.gov/
動作環境：ブラウザベース
動作確認（機種，OS）：Windows-XP
行うこと：電子的に無料で読める雑誌と論文に関する情報を提供する．

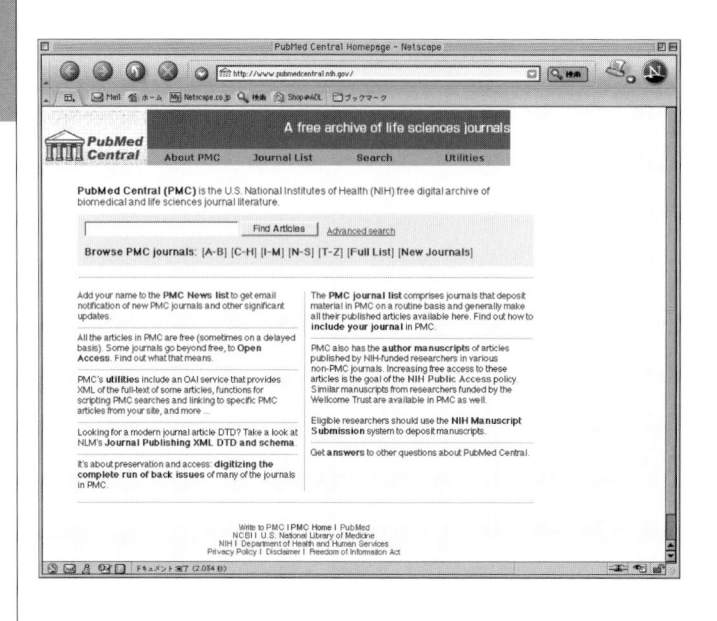

使 用 方 法

使用方法：ここにアクセスすると，雑誌のリストと各雑誌の公開の条件が出ます．
1）最近になって，つまり2000年前後から公開するようになったものが多いのですが，その場合も印刷刊行と同時ではなくて，半年から1年遅らす場合もあり，管理者はそれを許しています．
2）一方，雑誌によっては電子時代を大幅に遡ってすべて電子化して公開しているものもあります．それもリストに載っていますが，極端な例を挙げると
　①Journal of Bacteriology は現在187巻（2005）ですが，1916年の第1巻から，6カ月の猶予ですべて公開
　②Proceedings of the National Academy of Sciences of the United States of America は現在102巻（2005）で，1915年の第1巻から，6カ月の猶予ですべて公開
　③Journal of Clinical Investigationは，現在115巻（2005年）で1924年の第1巻からすべて即時公開．この雑誌は，"JCI" という省略で通用してIF（インパクトファクター）が14点もあり，Cellの30点，NEJMやBMJの20点前後には敵わないとしても，レベルが高く読者も多い雑誌です．それが即時電子公開です．おまけに1924年まで遡るので，この雑誌に掲載された古典論文であるSeveringhausの亜酸化窒素の摂取の論文（笑気の摂取率=1000ml/($\sqrt{t}$)，1954；33: 1183-1189.）や，Ketyの脳血流の論文（1948; 27: 476-483.および

484–492.その他）などが，すべてPDFファイルで全文を読めます．

3）"BMC雑誌"つまり"BioMedical Central"での電子公開を目指した雑誌が徐々に増えているようで，たとえば"BMC Anesthesiology"の本年号には10編の論文が，"BMC Emergency Medicine"の本年号には8編の論文が載っています．

4）このリストには載っていませんが，アメリカの生化学の中心雑誌である"Journal of Biological Chemistry"は，1905年の第1巻から最新号までを全文公開しているようです．こちらのIFは7.3くらい．他にも探せば例があるに相違ありません．

5）その他いろいろな雑誌が，自己のポリシーにしたがって古い論文の一部を公開しています．たとえば，アメリカ生理学会は"AJP:Am J Physiol"，"JAP:J Appl Physiol"，"PR:Physiol Rev"などの各誌の第1巻を全部と他に論文を選んで公開しています．

備考1	大きな大学や研究所に所属していれば，所属のLANを介して施設図書館の契約で無料で電子的に読める雑誌が多いのですが，そうでない方々もここを経由すれば読むものに不足はありません．
使い道	どうぞご自由に．
使い方	古い雑誌はともあれ，リストをみると新しいものは上記のJCIはもちろん，BMJ（Brit Med J）などの一流誌が多数名を連ねています．
利点とコメント	どんなことでも自由と無料は素晴らしい！　紙の雑誌の要らない時代が着実に近づいていることを痛感します． 　しかし，一方でJCIクラスの雑誌が無料になることは，今後の動向にどう影響するのか，ただ喜んでよいのか，それとも何かとんでもないことが発生したり進んだりするのか，見当がつきません．それだけに心配なことでもあります． 　なお，ここに挙げたものはアメリカの国立医学図書館の運営するものですが，他に"HighWire Press"（http://highwire.stanford.edu/，運営はスタンフォード大学），"Directory of Open Access Journals"（"http://www.doaj.org"運営はスウェーデンのLund大学）のものもあります．
注釈	1998年3月，浜松での国際学会の「マルチメディア」と題したシンポウジウムで，2006年初頭現在ハーバードにいらっしゃる市瀬史先生が"The Impact of Internet on the Scientific Publication"という発表をされ，その中で「(紙の)科学雑誌は2000年には衰退しはじめ，2010年には消滅するだろう」と予測しました．2006年の現在，その予測が当たりそうな予感を抱きます．

（諏訪邦夫）

医学以外の
一般的なもの

統計学ノート：日本語

名　　　前：統計学ノート
著作権者：Shigenobu AOKI（群馬大学社会情報学部　青木繁伸）
所在URL：http://aoki2.si.gunma-u.ac.jp/lecture/index.html
ダウンロードするファイル名：全体をダウンロードすることはむずかしそうですが，コピー/ペーストで読むことは可能です．
動作環境：ブラウザベース
動作確認（機種，OS）：Windows-XP
行うこと：統計学の電子教科書です．目次の構成はじょうずにできています．
解凍方法：解凍不要

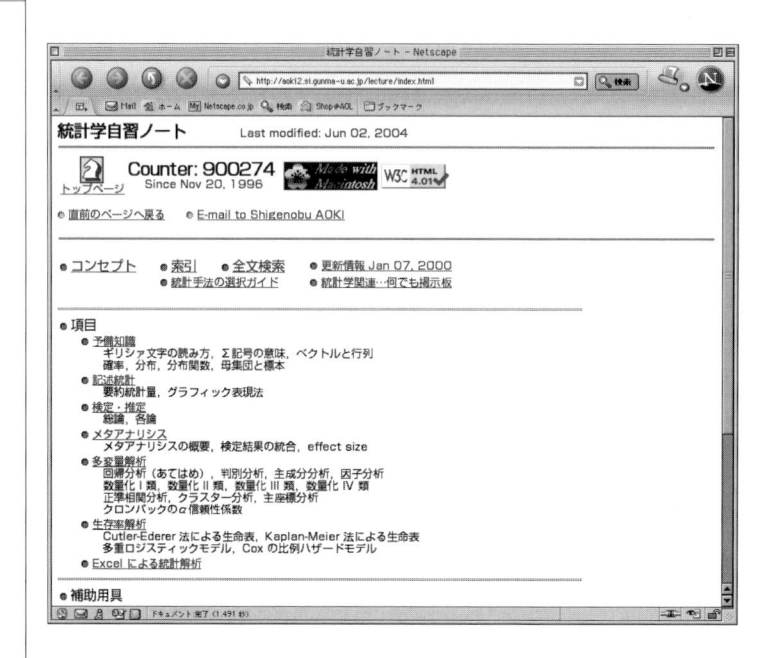

内　容

項目の構成は下のようになっています．
予備知識：ギリシャ文字の読み方，Σ記号の意味，ベクトルと行列，
　　確率，分布，分布関数，母集団と標本
記述統計：要約統計量，グラフィック表現法
検定・推定：総論，各論
メタアナリシス：メタアナリシスの概要，検定結果の統合，effect size
多変量解析：回帰分析（あてはめ），判別分析，主成分分析，因子分析
　　数量化I類，数量化II類，数量化III類，数量化IV類
　　正準相関分析，クラスター分析，主座標分析
　　クロンバックのα信頼性係数
生存率解析：Cutler-Ederer法による生命表，Kaplan-Meier法による生命表
　　多重ロジスティックモデル，Coxの比例ハザードモデル
Excelによる統計解析

補助用具
> Black-Box: WWWでデータ解析
> StatCalc: 統計電卓（CGI）
> JavaScript: JavaScriptによる統計処理など
> R functions: Rによる統計処理など
> VBA library: VBAによる統計処理など
> Excel worksheet: 簡単な統計計算のためのExcelのワークシート
> Exact test: 正確確率検定

使用方法	統計学全体をざっと見たい場合にいちいち頁をたぐるのは面倒ですが，しっかり勉強するなら次々と頁を開いて読んでは保存する方がかえって頭に入り，記憶にも残りやすいとも言えそうです．
使い道	具体的に統計的解析を行いたいのに相談する人がいない場合に，頼りになる頁ではないでしょうか．
利点とコメント	別に述べる"StatSoft: Electronic Textbook"のように「巨大な電子教科書」ではありませんが，こちらも使い道があります．日本語なのも大きな利点です．統計学の得意な方らしく，元のホームページ（http://aoki2.si.gunma-u.ac.jp/index.html）には，他の関連記事もあります．
統計学の他のサイト	統計学の解説頁はこの他にも，茨城県立こども病院新井順一先生の「医療統計学」（http://www.h5.dion.ne.jp/~ge3j-ari/stat/tokei.html），「WWWで統計を学習しよう」（http://www.ec.kagawa-u.ac.jp/~hori/statedu.html）その他いろいろとあります．統計学はパソコンと相性がよく，パソコン好きな人たちも当然多いので，サイトも多いのでしょう．「統計学解説」と「電子教科書」をキーワードとすると45000件ほどあり，その中にもすぐ使えそうなものが多数みつかりました．

（諏訪邦夫）

医学以外の
一般的なもの

統計学：英語

名　　　前：StatSoft: Electronic Textbook

著作権者：StatSoft, Inc.（2004）. Electronic Statistics Textbook. Tulsa, OK: StatSoft. WEB:

所在URL：http://www.statsoftinc.com/textbook/stathome.html

ダウンロードするファイル名：全体を一挙にダウンロードすることが可能なほかに，項目ごとにダウンロードも可能です．

動作環境：ブラウザベース

動作確認（機種，OS）：Windows-XP

行うこと：統計学の電子教科書で，合計で7MBほどに及ぶ巨大なもので，しかも全体を一挙にダウンロードして自分のパソコンで使えるという素晴らしいものです．

解凍方法：解凍不要

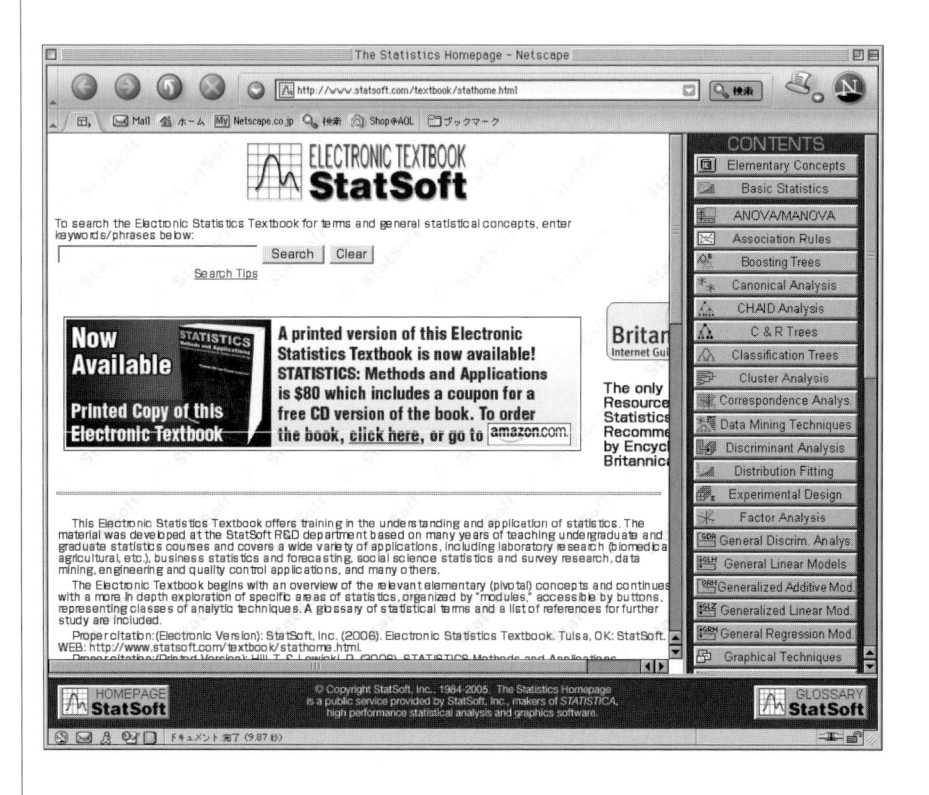

内　　容	「基礎概念」，「基本統計」，「ANOVA」と進み，特殊な領域も大量に記載されています．「判別分析」，「線形解析」，「回帰分析」などがあり，さらに「用語解説と辞書」，「各種分布関数表」なども載っています．
使用方法	インターネットからアクセスしてもいいけれど，全体をダウンロードして自由に使うのが便利です．全体は膨大な量ですが，現代のパソコンの能力からみればごくわずかで，それでこれだけの素晴らしい統計学の教科書が入手できるのです．

備考1	ダウンロードすると，図も全部手に入ります．
使い方	特別の注意は不要です．
使い道	いろいろな用途で統計学的な解析を比較的頻回に行う方，経験の豊かな方でも，書籍版の統計学の教科書でこれほど巨大なものをお持ちの方は多くないと想像します．標準的なものは完璧にカバーしているので，「何かわからないことで手元の資料では不明」という時に参照するのに私は絶対的な価値を感じます．特殊な手法まで全部カバーするかはもちろん不明ですが． 本書は，"STATISTICA"という名前の統計学のソフトウェアを関連付けて公開しているもののようです．それはhttp://www.statsoft.com/index.htmというURLでみつかります．ただし，教科書のほうに，直接このソフトウェアを広告はしていません．私は全体をざっと見ただけでなくていくつかの項目を詳しく読みましたが，特にそれに言及している箇所は見当たりません．
利点とコメント	くりかえし述べるように，「巨大な電子教科書」を「手元における」点が特筆に値します．「ブリタニカから賞を受けた」という表示が冒頭に出ますが，もちろんそれだけの価値を認めます．いいえ，もっといろいろな賞を受けても不思議ではありません．私が順位をつければ，本書で紹介するものの中のベストワンです．

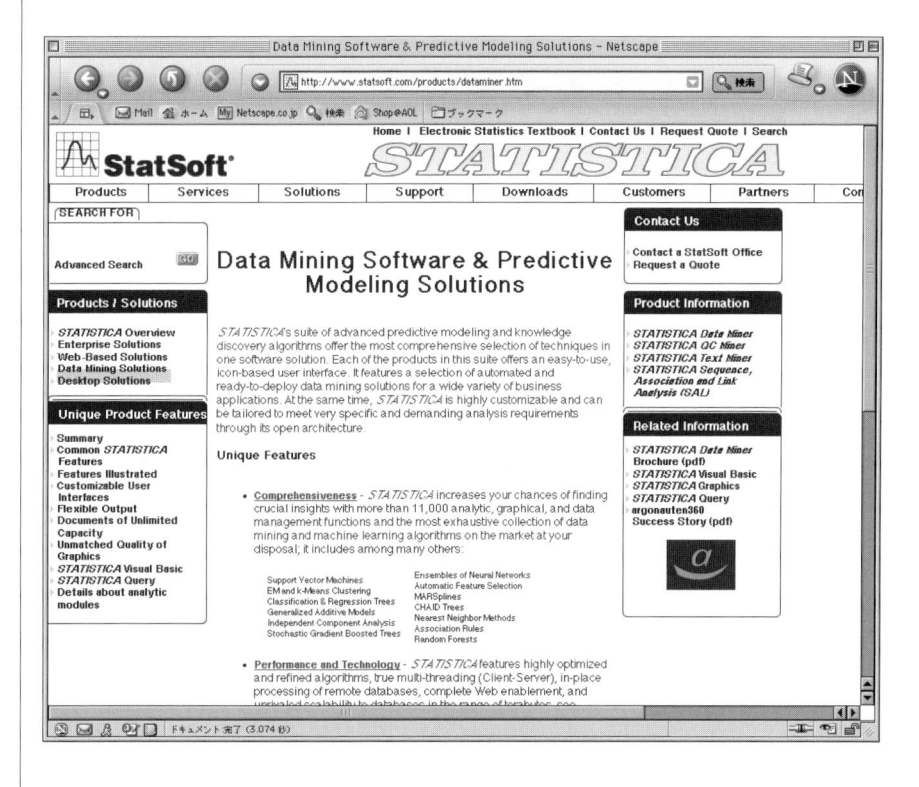

（諏訪邦夫）

医学以外の一般的なもの

無作為割付支援ソフトウェア

名　　　前：無作為割付支援ソフトウェア
著作権者：増井健一
所在URL：作者のメールアドレスを載せます．kenichi@masuinet.com
ダウンロードするファイル名：掲載されていません．
行うこと：タイトルの通り，臨床研究で無作為割付を行いたいときに，それを支援するソフトウェアです．

内容

作者がこのソフトウェアを発表した際の抄録を簡略化して紹介します．

1）複数群を比較する研究の実施で，内的妥当性を上げるべく対象をランダムに各群に振り分ける．無作為割付の方法としては，完全無作為化法，置換ブロック法，層別無作為化法，最小化法があり，研究スタイルにより選択する．

2）この支援ソフトウェア作成にはMicrosoft Excelに付属するVisual Basic for Applicationsを使用した．

3）ユーザインターフェース：無作為割付を行なうに先立って，研究の群，inclusion criteria, exclusion criteriaと必要に応じて層別化因子，層別化因子以外の入力項目を入力する．

4）完全無作為化法，置換ブロック法，層別無作為化法では，情報の入力終了後すぐに無作為割付が行なわれるが，割付の結果を患者登録時以前に見ることはできない．
　患者の登録時には，まずinclusion criteria, exclusion criteriaの確認のメッセージが，項目ごとに表示される．登録対象であることが確認されると，登録情報の入力となる．

5）入力情報はExcelのシート上に記録される．層別化因子がある場合は，層別因子毎の登録患者数が群別に表示される．

6）統計解析者は群をマスクしたデータを解析することが望まれるため，本ソフトウェアでは群名を書き換えたシートを作成する機能も付加した．

7）結語：Excelのシート上に記録が残り，後の統計解析，グラフ作成などのデータ処理が容易である．最小化法では多施設研究での群の振り分けをすることができないが，本ソフトウェアを用いれば無作為割付を簡便に行なえる．

インターネットにアップしない理由

作者は自分のホームページをもち，そこに自作のソフトウェアをアップしています．当初，これもアップする予定でしたが，以下の理由で現時点ではためらっている由です．

1．完成度に不満？　みつかったバグは駆除したけれど，まだ他にもバグが残っている可能性がある．

2．ソフトのヘルプができていない．

	3．現在の状態で掲示すると問い合わせが多くなって，回答に苦労しそう．
作者の提案	「使いたいとのお問い合わせを私自身に直接いただけば，ヘルプがないことをご承諾いただいた上でお送りしようとは思っております．」アドレスは上記．
利点とコメント	「ソフトウェアの完成」の問題は本当に大変で，作者の努力に敬意を表します．しかし，基本が大変に優れているので，もし使いたい用途と希望がある読者は作者に連絡して下さい．

（諏訪邦夫）

医学以外の一般的なもの

物理学

名　　　前：Motion Mountain, The Physics Textbook
著作権者：Christoph Schiller "Motion Mountain:The Adventure of Physics"
所在URL：http://motionmountain.dse.nl/text.html
ダウンロードするファイル名：motionmountain.pdf
動作環境：PDFファイルなのでAdobe Acrobat Readerが必要
動作確認（機種，OS）：Windows–XP上
行うこと：物理学の教科書．PDFファイル形式で1250頁で40MB弱，テキスト形式にしても3.5MBという巨大なものです．
解凍方法：解凍不要
内容：ふつうの物理学教科書で，序文と「前菜」の他に，大きく「古典物理学」と「量子物理学」とに分かれており，それがほぼ等量ずつです．

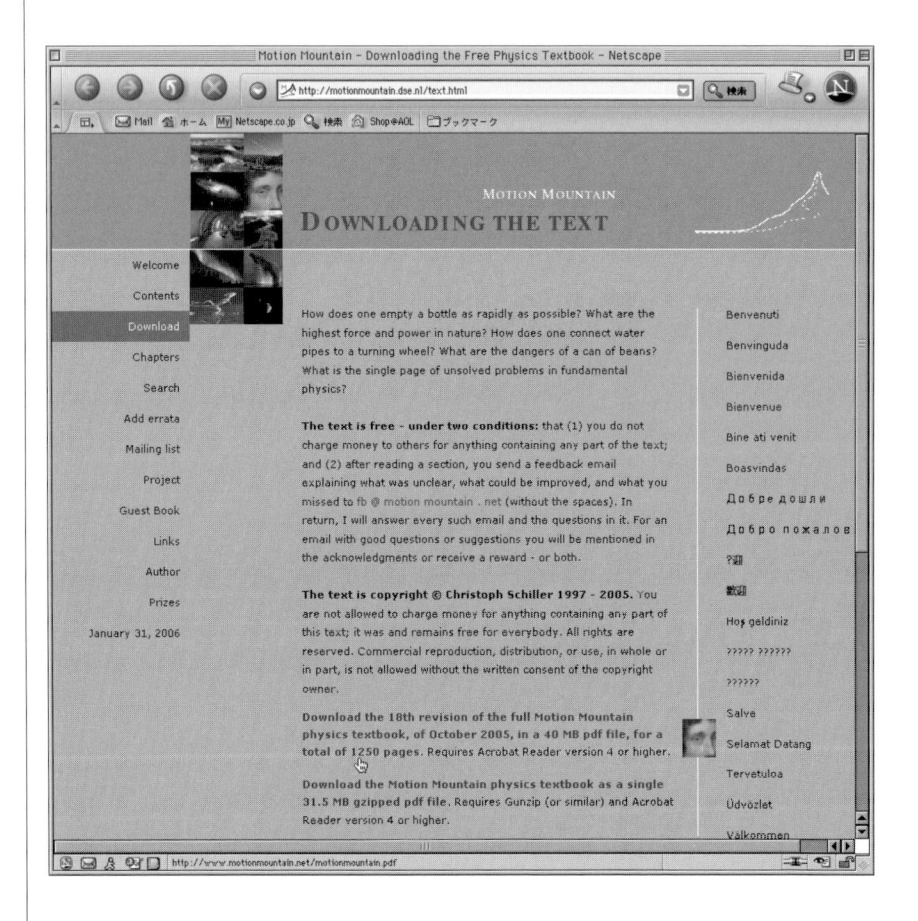

使 用 方 法　私自身は，PDF形式以外にテキスト形式のファイルにもしてあります．ちょっと参照するには速度や検索も含めてそのほうが便利だからです．ただし，テキスト形式のものは数式や図が使えないので，それが必要な場合はオリジナルのファイルに戻ります．

備考 1	生物学や人体生理学，特に脳の問題への言及が数多くみられます．日本語の物理の本にもあることですが，本書はその頻度が極端に多くて，しかも元のデータ量が膨大なので，そうした言及だけ拾い出しても面白いと感じます．
利点とコメント	立派な教科書ですが，統計学の教科書と比較すると正直なところ私の場合は用途はごく限られています．「念のためにパソコン内に納めておく」というところで，日本語の理化学事典と比較すると有用度がずっと低い印象です．一つには，私の物理学は日本語で，医学の場合と違って，英語の用語を知らないので検索に使えないのも役立てにくい理由でしょう．しかし，人により場合により有用性を見出す場合もありそうです． 　一つのファイルで40MBというサイズは，私のパソコン内ではデータとしては辞書を除けば最大級で，現時点ではムダにハードディスクの場所を占有しているだけです．

（諏訪邦夫）

> 医学以外の
> 一般的なもの

ハーバードとMITの人体科学ホームページ教科内容

名　　　前：Harvard-MIT, Division of Health Sciences and Technology
著作権者：両大学
所在URL：http://mitocw.hagongda.com/OcwWeb/Health-Sciences-and-Technology/
ダウンロードするファイル名：ブラウザで眺め，必要ならコピー/ペースト
動作環境と動作確認（機種，OS）：ブラウザ
行うこと：ハーバード大学とマサチューセッツ工科大学（MIT:Massachusetts Institue of Technology）は，いろいろな領域で協調していますが，これもその一つ．"OpenCourseWare"というのが，コースがオープンつまり資格はとれないが学習するだけのことか，正規のコースの内容を「公開している」ということか不明ですが，実は双方あって後者の場合が多いようです．一部はハーバード大学医学部の選択コースをなしています．
解凍方法：解凍不要

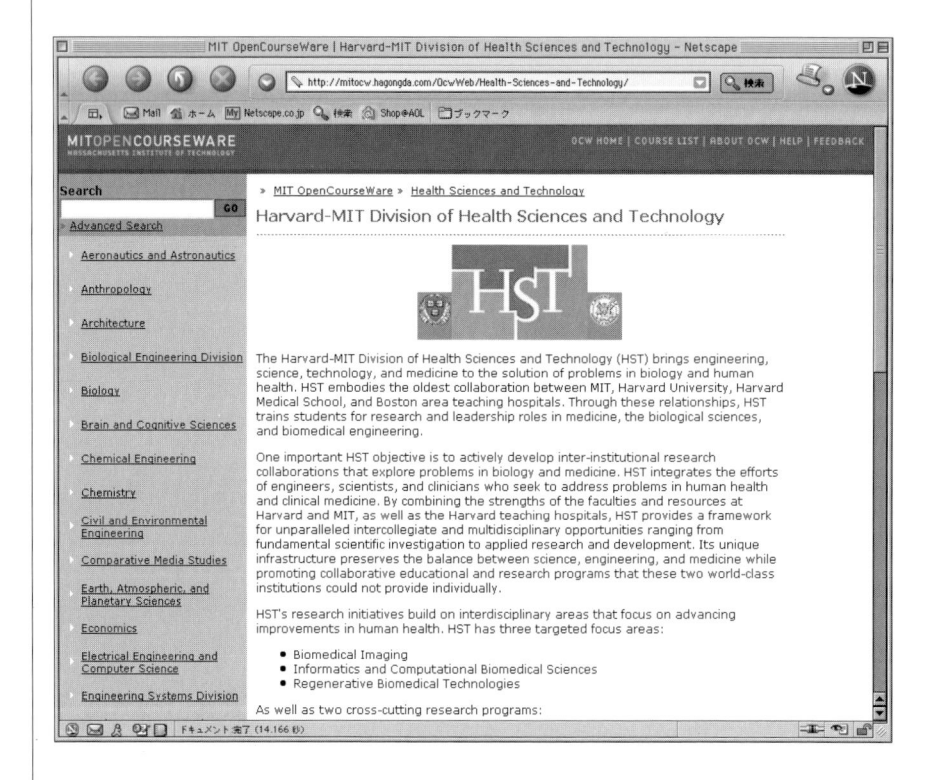

> 内　　容

次のことを公表しています．
1）コースの構成は両大学の他に，ハーバード大学医学部とボストンの病院が参加．医学・生命科学・医療工学などの研究と教育を目指す．
2）このコースによって施設間の協調と共同研究をやりやすくすることも目指す．
3）主に次の3つの分野すなわち「イメージング」，「医療工学での情報と計算」，「再生と再生産の工学」と2つの領域「言語と聴覚」，「心臓血管系の科学と工学」に力を注ぐ．

| 実　　　例 | 「薬理学」がわかりやすいので，それを例に引いて説明します．
1．薬物の作用を概念的に学ぶ．特に薬物の作用と運命（身体内での処理と消失）を協調．「特定の薬物の考察を意図しない」と書かれているが，内容は薬物群に分かれる．
2．教科書として"Katzung, B. ed. Basic and Clinical Pharmacology. 8th Edition."を指定．他に"G&G"（Goodman and Gilman）を参考書に指定している．
3．コースは29回あり，うち2回にわたるテーマがいくつかある他は独立．例は「ファーマコキネティクス」，「自律神経系薬物」，「抗腫瘍薬」，「オピオイド」など．各テーマ毎に数頁～20頁のPDFファイルが付属しており，その中で使用するテキストのその部分の評価と参考書のG＆Gの評価がつき，最後に質問シリーズがある．一部にはさらに参考書と参考文献がついている． |

| 使　い　道 | 「麻酔学」というコースはもちろんありませんが，麻酔に関係した項目はいくつかのコースで散見されます．たとえば，この「薬理学」のコースにも「局所麻酔薬」と「NO」があって，こういうのは，その領域の講義をする人にとっては有用でしょう． |

| 利点とコメント | とにかく資料としてしっかりしています．「薬理学」のコースだけで300頁くらいはありそう．他に「消化器学」，「免疫の細胞学と分子生物学」，「MRIの基本」，「音響と言語を中心とした生理学」，「医療情報学」などがあり，さらに「研究者として生き残る手法」などというコースも． |

（諏訪邦夫）

医学以外の一般的なもの

算術・数学のお遊びソフトウェア

名　　　前：竹の音 Sound of Bamboo
著作権者：各ソフトウェアの製作者
所在 URL ： http://www.zusaku.com/index.html
ダウンロードするファイル名：下記のごとく多数です．
動作環境:すべて Windows 版
動作確認（機種，OS）：一部のみ Windows–XP で確認．一部は Windows 95 と 98 用で Windows–XP では動かないものもあるようです．
行うこと：算術や数学のものが多いのですが，「数学」といっても手が出せないほど高踏的なものではなくて，「お遊びソフト」的な感覚のものが少なくありません．
解凍方法：各種ですが，大多数が自動解凍．

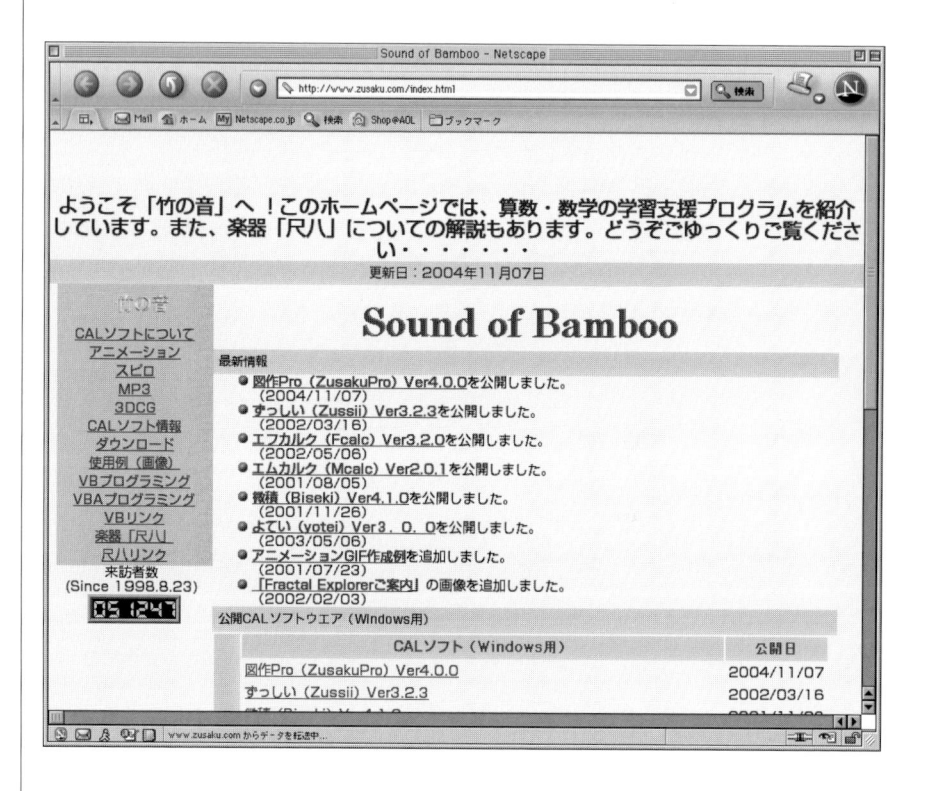

内容

実に多彩．例を挙げると「図作 Pro は，マウスクリックで座標平面に図形や関数グラフを描画するもの．グラフと直交座標についての学習用」，「関数式を入力して座標平面にグラフを描く」，「行列計算用電卓」，「3D 画像表示・作成ソフト．BMP 形式の画像を球，円錐，角柱，正多面体等の空間図形に貼り付けて，回転表示する」，「微分・積分学習用ソフトはグラフの接線を求めたり，区分求積法で面積を求める」，「N 進法は，10 進数を 2 進数〜16 進法までに変換」，「素数表を作成し，15 桁までの数を素因数分解する」などなど．

使い道	あまり生真面目に考えるものではないでしょうが，場合によっては有用なこともありそうです．たとえば，図形を入れて回転するなどは使う場面が必ずあるはずです．本格的なものを入手する前のテストに使えるかもしれません．
利点とコメント	このグループの作品は，使う側はもちろんですが作って提供する側からも「フリーソフトウェアの醍醐味」とも言えそうです．「高校生向き」とか「小学生」とか対象が書いてありますが，大人が使って楽しいものです．

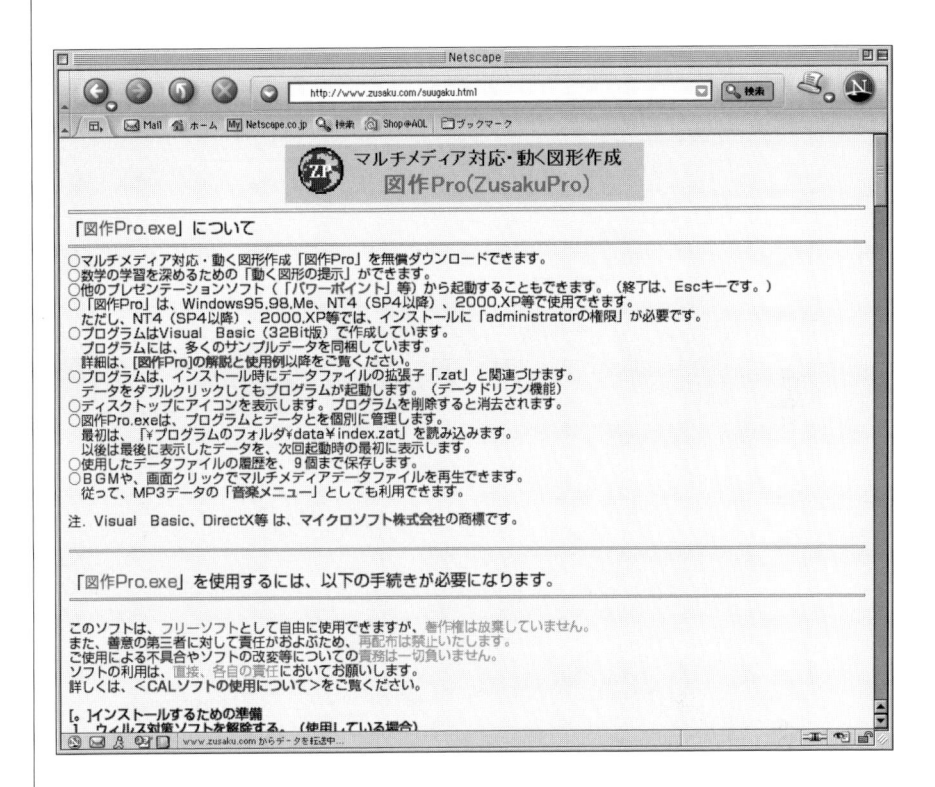

(諏訪邦夫)

医学以外の一般的なもの

各種英語試験の公表ホームページ

名　　前：TOEIC，TOEFL，英検
著作権者：各団体
所在URL：TOEIC http://www.toeic.or.jp/
　　　　　TOEFL http://www.cieej.or.jp/TOEFL/
　　　　　英検 http://www.eiken.or.jp/
動作環境と動作確認：ブラウザベース
行うこと：試験の情報提供
解凍方法：解凍不要

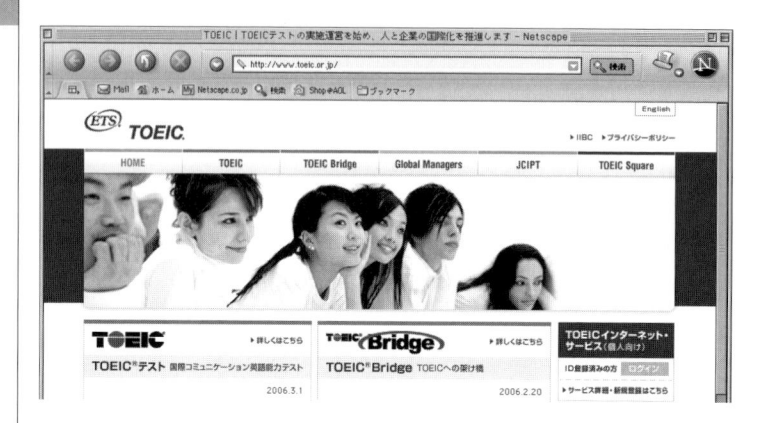

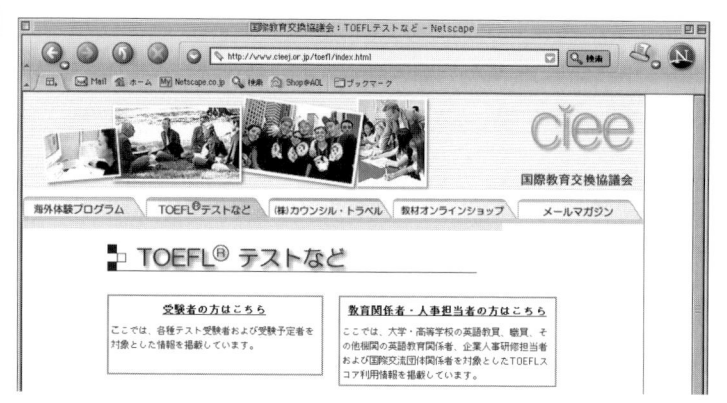

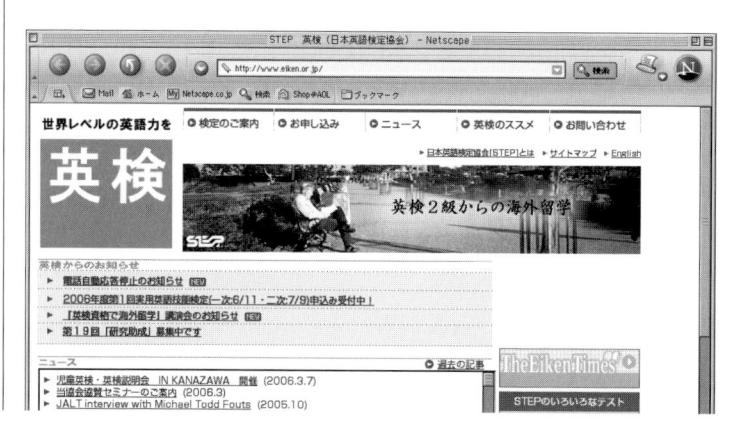

内　　容	英語の資格試験として代表的と思われるものを3つ挙げます． 　　　TOEIC　英語環境で実務を行うことを狙う試験．試験は一種類． 　　　TOEFL　英語環境で学習することを狙う試験．試験は一種類． 　　　英検　　日本の試験．数多い段階に分かれる． 　試験の考え方やスケジュールなどの他に例題も載っています．
試験への考え方	勉強の際には目標があると学習を進めやすいので，その点で「資格試験」は絶好の目標でいずれも比較的廉価に受けられます．現在，明確な資格として評価されるものは，上の3つ．
利点とコメント	私は仕事の関係から比較的最近（2002年）にTOEICを受験しました．東京では年に6回以上も受験機会があります．基本的には「英語環境でビジネスする人を対象とする試験」で，内容にもビジネス英語も少し出ます．しかし，ビジネス英語に限るわけではありません．正確な統計は知りませんが，受験者数は上記3つのうちで多分一番多いのではないでしょうか．2002年の受験者数は，120万人余だったといいます．費用は一回に6千円強，問題は200問で，半分が聴いて答える問題，残り半分は自分で読んで答える問題で，時間は休憩を入れても合計3時間弱です． 　TOEFLは，アメリカで研修を受ける際の資格試験の英語部分の代替に要求される場合があると承知しています．TOEICとTOEFLは試験は1種類で，採点によってランクがつくスタイルで，たとえば特定の資格には「TOEFLで◯◯点以上」と要求されます． 　一方，英検は文部科学省の外郭団体が行うものですが何段階にもわかれ，自分でランクを選んで受験し結果は合否です．帰国子女でない高校生が頑張って3級か準2級，よくできる生徒なら2級に合格するようです．解説書でみたところでは，1級は会話の要求レベルが高くてかなりの実力が必要な由． 　　　　　　　　　　　　　　　　　　　　　　　　　　　　　　（諏訪邦夫）

> 医学以外の
> 一般的なもの

六法・医師や医療に関係する法律

名　　　前：医師法，著作権法その他法律各種

著作権者：法庫

大元の所在URL：http://www.houko.com/

医師法は http://www.houko.com/00/01/S23/201.HTM

保健師助産師看護師法 http://www.houko.com/00/FS_ON.HTM

著作権法　1）http://www.houko.com/00/FS_ON.HTM

　　　　　2）http://www.cric.or.jp/db/article/a1.html

ダウンロードするファイル名：ダウンロードはできませんが，ふつうの法律は一挙に掲示されるので，まとめて一度のコピー/ペーストですみます．つまり一括ダウンロードと近い条件で，上記の3つの法律は写せます．もっとも，一部に分割してコピー/ペーストすることの必要なものもあるようです．

動作環境と動作確認（機種，OS）：

行うこと：各種法律の条文を示す．

解凍方法：解凍不要

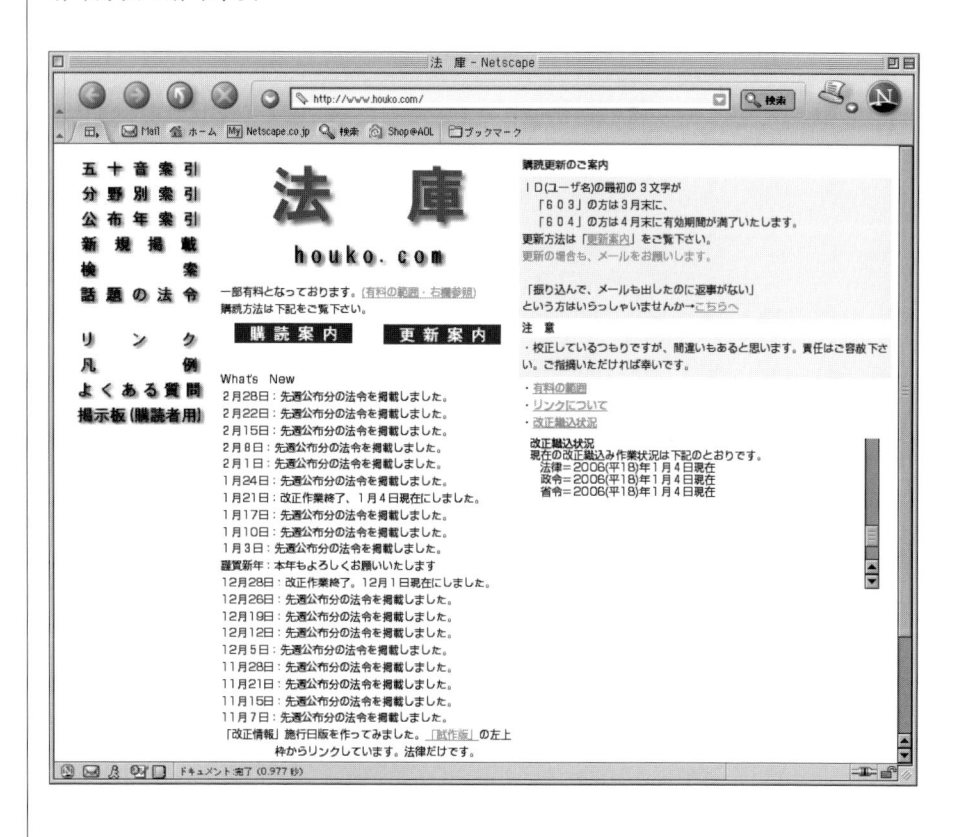

> 使用方法

特になし．

備　考　1	法庫の場合，平成9年以降の法律・政令・条約・すべての規則・府省令・告示が有料ですが，平成8年までの法律・政令・条約は無料です．
備　考　2	著作権法の2のURLは著作権協会のもののようです．
使　い　道	「六法全書は不要」とはいえないにしても，電子ファイルでパソコンにとりこめるのはありがたい．
利点とコメント	法律はふつうの人間にとっては身近なものではありませんが，こうしてパソコンに取り込んでおくと眺めやすいものです． 　医師法くらいは知っておくのが常識としても，著作権法などは最近のように議論がやかましくなるまでは，実際に条文を読もうとはまったく考えませんでした．もっとも，弁護士の方に言わせると，「法律は読んで知っているだけでは役には立たない」由で，これはまあ医学知識をもっているから病気が治せるわけではないのと似ているのでしょう．

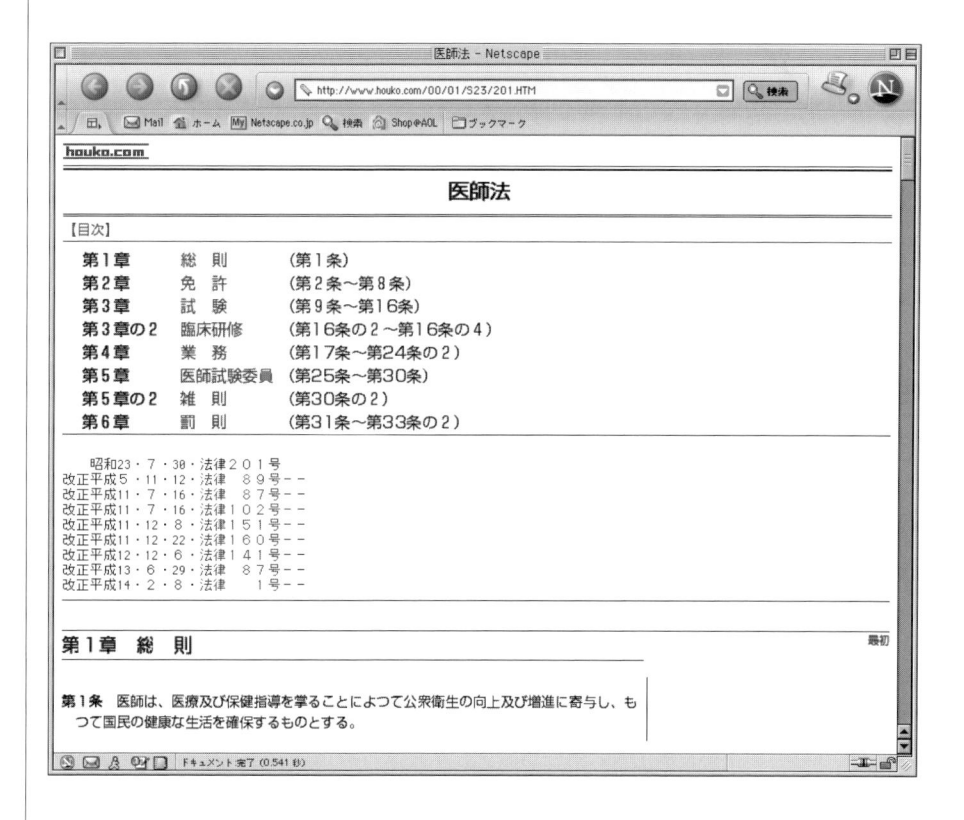

（諏訪邦夫）

医学以外の一般的なもの

人名辞典（人名録キーパーソン：現代）

名　　　前：人名録 Key Person
著作権者：CBR編集責任者　榎本與志
所在URL：http://www.person.cbr-j.com/person/main4.shtml
ダウンロードするファイル名：ダウンロード不能，ブラウザでの使用のみ
動作環境：ブラウザ
動作確認（機種，OS）：Windows-XP
行うこと：ふつうの人名辞典です．

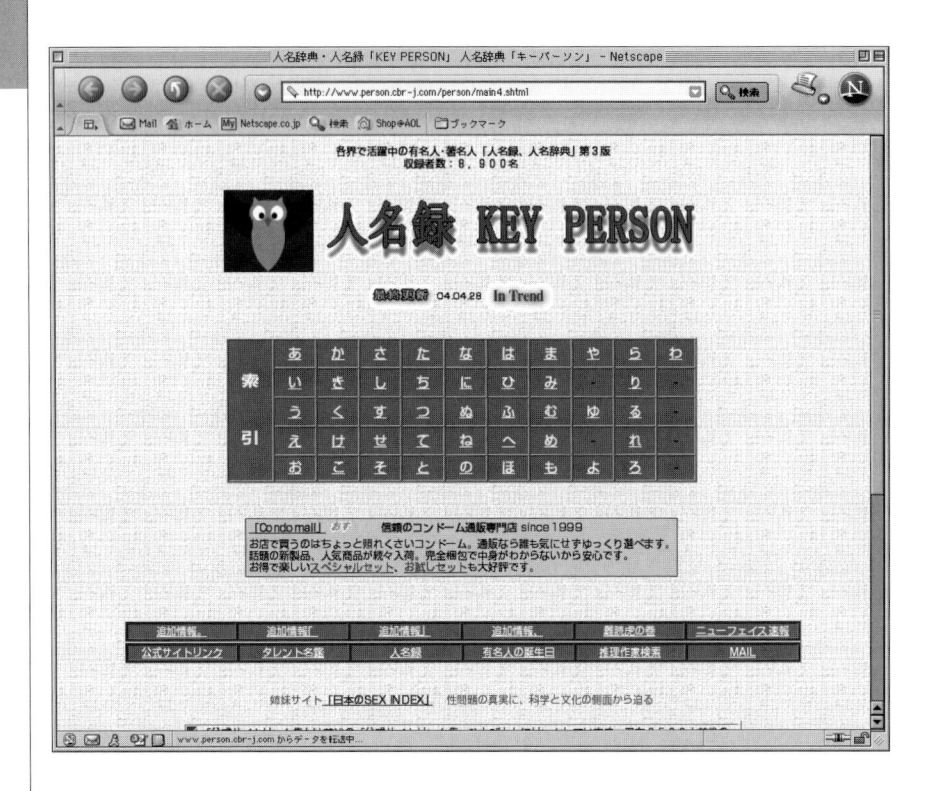

内　容

1) 各界で活躍中の有名人・著名人「人名録，人名辞典」第3版，収録者数は8900名
2) 人名は50音に分かれてそれから引きます．50音の一つが一つの表になっており，項目は，名前・フリガナ・職種・生年月・現職・経歴などで簡単ですが．
3) この他に，公式ホームページを開いている人たちを対象とした辞書はそこ（公式サイトリンク集：http://www.cbr-j.com/official/index.shtml）へのジャンプで，その人たちのホームページにつながります．特定の人を調べるならこちらが有用ですが，でもそれなら直接検索ソフトで調べればよい理屈でしょうか．
4) 人名のリストは雑多で，どういう基準で採用しどういう分類になっているのか明確にはなっていません．

使用方法	一挙にダウンロードはできませんが，50音順に一つ一つダウンロードするつもりなら不可能ではなさそうです．
使い道	こういうものが存在することはもちろん便利で邪魔ではないけれど．人名がわかって読み方が不明なときに，フリガナが有用なのは間違いありません．
利点とコメント	一人一人の内容が一行程度ですから，分量が物足りない．この程度ならダウンロードできる辞書にしてくれれば使いやすいでしょう．特定の一人を調べる目的で，この辞書にアクセスするというのはあまり意味がなさそうですから．そうは言いながら意義を認めます．

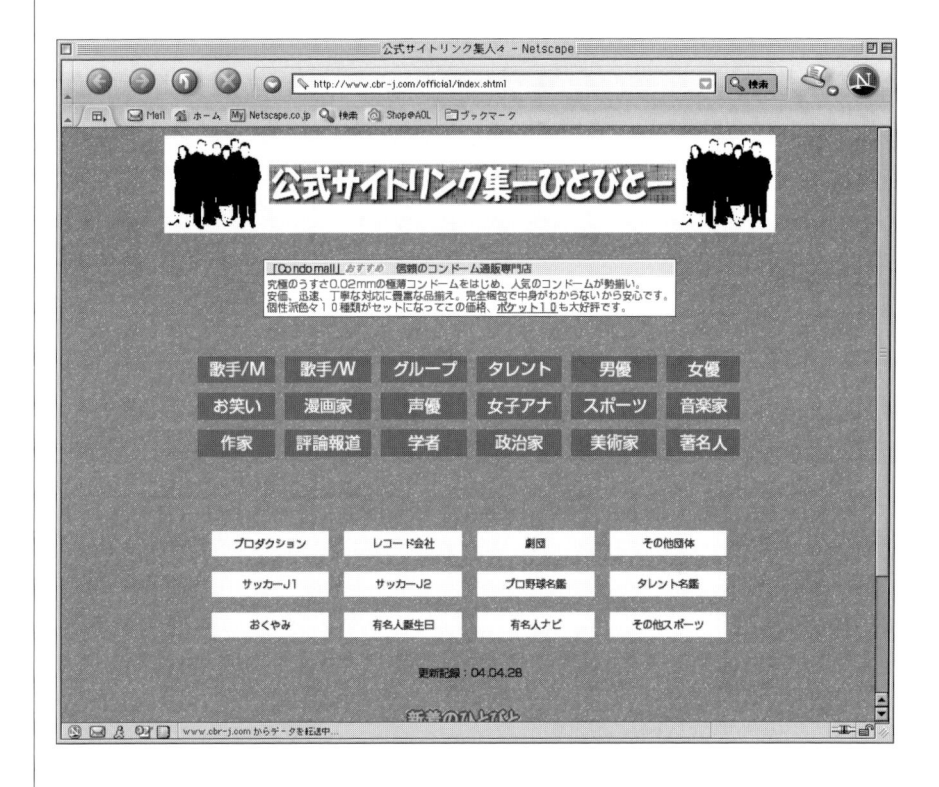

（諏訪邦夫）

医学以外の一般的なもの

オンライン人名辞典（歴史も含む）

名　　前：オンライン人名辞典
著作権者：株式会社 皓星社
所在URL：http://www.libro-koseisha.co.jp/top19/top19.html
ダウンロードするファイル名：
動作環境：ブラウザベース
動作確認（機種，OS）：Windows–XP
行うこと：人名辞典．

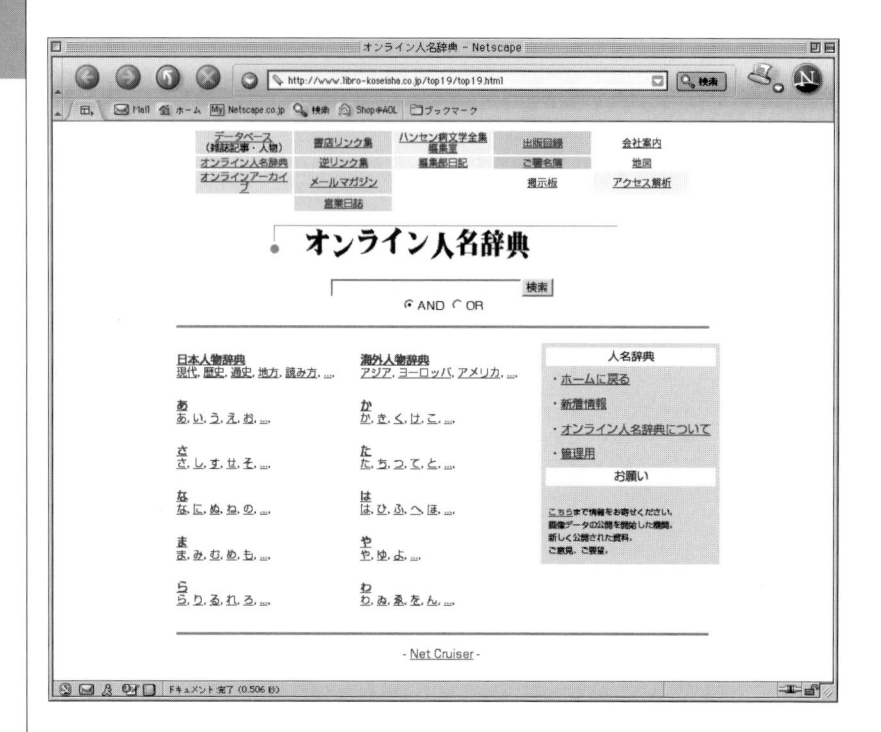

内容

この著作権者自体が辞書を作成しているのではなくて，「辞書的な」いろいろな記事への道をつけるスタイルです．
1）日本と外国に分かれます．
2）日本人物辞典は，人数は少ないけれども書かれている内容は充実しています．
3）この他に，「現代，歴史，通史，地方，読み方…，」と分かれますが．
　「現代」からは"Famous Personages in Japan"という別の英文のサイト（http://www.kyoto-su.ac.jp/information/famous/index.html）に接続し，また別掲の「人名録Key Person」にもリンクします．
4）「歴史」ではやはりいくつかの歴史辞典にリンクし，「万葉集関連人名辞典」，「名将列伝」，「無名武将列伝」，"Japanese History"，「日本人物総覧」などがついていることになっていますが，実は一つも接続できませんでした．
5）「通史」には「ペンネーム図鑑」というのがあって，これはしっかりした内容です．

6）海外人名辞典のほうは，構造がよくわかりません．何人かの科学者や医学者の名前を入れてみましたが，「それはありません」というのばかりで，結局何も出てきませんでした．

7）この他に，データベース版・雑誌記事索引集成（テスト）という欄があり，ここから雑誌記事索引などにジャンプしました．

使用方法	ちょっとわかりません．上記のように，海外人名辞典は何もありませんでした．これなら英語で探したほうが速い，という印象です．最後の「雑誌記事索引集成」は，見たことのない意外なサイトにジャンプして楽しみました．
備考1	この出版社は，インターネットを利用したり，小規模の書籍の出版に力を入れている会社と理解しています．
利点とコメント	サイトへのリンクで構成しているだけに，どんどん違うところへ広がっていきます．

（諏訪邦夫）

医学以外の
一般的なもの

フリーソフトウェアの基礎と考え方の紹介

本書はフリーソフトウェアを扱っているので,それに関連した問題をインターネットで考察している頁をいくつか紹介します.

名　　　前：フリーソフトウェアの定義
著作権者：Free Software Foundation, Inc. 翻訳は八田真行 <mhatta@gnu.org> 担当
所在URL：http://www.gnu.org/philosophy/free-sw.ja.html
内　　　容：タイトルの通り「フリーソフトウェアの定義」ですが,その際に「フリー」とは「無料」ではなくて「自由」を意味することを強調しています.ここから,フリーソフトウェアについて,GNUプロジェクトについて,フリーソフトウェアのライセンシング,法について,用語と定義その他のサブ頁に跳べます.GNU自体のホームページ（http://www.gnu.org/home.ja.html）にも跳べます.

名　　　前：GNU GPLに関して良く聞かれる質問
著作権者：Free Software Foundation, Inc. 翻訳は八田真行 <mhatta@gnu.org> 担当
所在URL：http://gnu.mirrormonster.com/licenses/gpl-faq.ja.html
内　　　容：タイトルの通りです.質疑の数は正確に数えてはいませんが,100くらいでしょうか.

名　　　前：オープンソースって何だろう
著作権者：可知 豊
所在URL：http://oooug.jp/start/open/open.html
内　　　容：タイトルの通り,「オープンソース」の問題を考察しています.やかましくいうと,「オープンソース」はフリーソフトウェアとはかなり違います.特に本書の内容とは違いますが,それはむしろ本書のほうが「便宜的なやり方」というべきでしょう.ここに書かれているのは,約3万バイトの文章でわかりやすくて充実しています.とくに,GPL（GNU General Public License）の説明が明快です.

名　　　前：Debianとは何か?
著作権者：DebianはSoftware in the Public Interest, Incの登録商標
所在URL：http://www.debian.org/
内　　　容：Debian自体は商品になっているOSです.しかし,フリーソフトウェアでもあります.そこにこの会社の主張をかなり明瞭に示しています.「フリーソフトウェアを,きわめて安価に使いやすい状態で提供する」ということでしょうか.

名　　前：GNUシステムとフリーソフトウェア運動

著作権者：Richard Stallman（リチャード・ストールマン），Translation by Akira Kurahone

所在URL：http://www.oreilly.co.jp/BOOK/osp/OpenSource_Web_Version/chapter05/chapter05.html

内　　容：GNUの推進力となっている方の書籍の電子ファイルのようで，57KBほどの分量です．硬い文章で少し読みにくいけれど．

名　　前：リナックス（IT用語事典から）

著作権者：1997–2005 Incept Inc.

所在URL：http://e-words.jp/w/E383AAE3838AE38383E382AFE382B9.html

内　　容：LINUXの要所だけを約700語で要領よく説明し，必要なら次のような用語にジャンプします．これでLINUXの概念はつかめます．デバイスドライバー開発，基幹システムとは，UNIX，OS，Alpha，SPARC，PowerPC，プラットフォーム，移植，GPL，ライセンス，再配布，カーネル，インストーラ，など．

（諏訪邦夫）

医学以外の
一般的なもの

青空文庫

名　　　前：青空文庫
著作権者：なし
所在URL：http://www.aozora.gr.jp/
ダウンロードするファイル名：多種
動作環境，動作確認など：インターネットブラウザあるいはテキストエディター
　　他
行うこと：著作権のきれた作品が，近代および現代文学作品を中心として多数掲
　　示されており，自由にダウンロード可能．
解凍方法：いろいろな形式で掲示されています．テキストのものは，LHA または
　　LHASA で解凍．

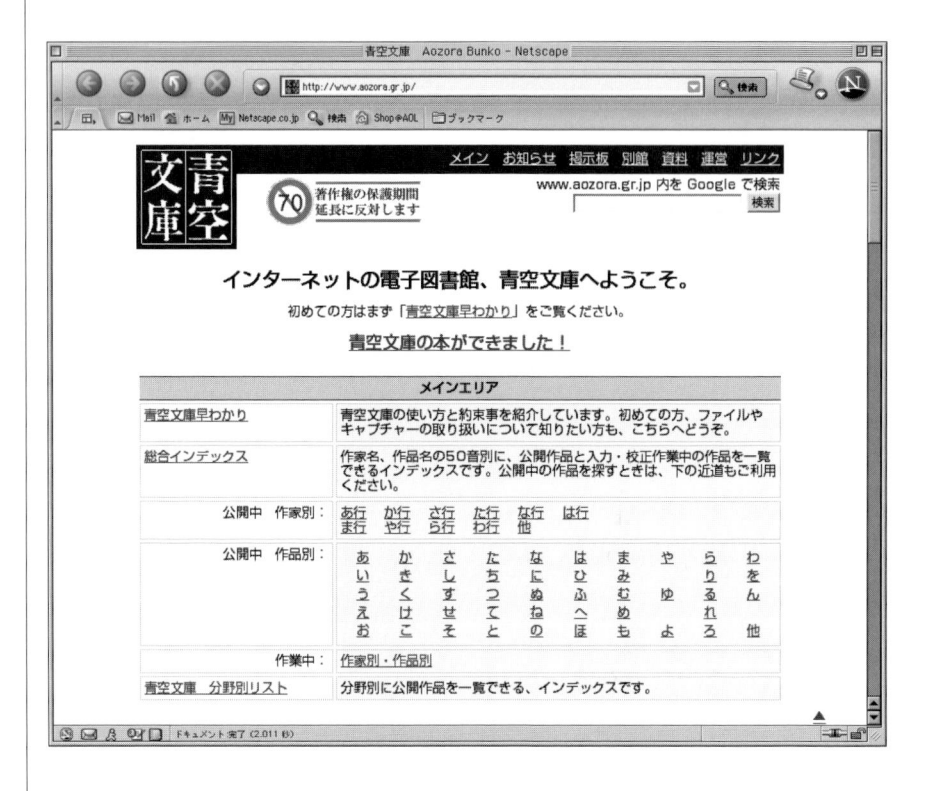

使　用　方　法	自由です．ブラウザのまま読むことも，テキストエディターや MS–Word で読むことも可能です．
備　　考　　1	明治以降のものをよくカバーしています．
使　　い　　道	使い道：読んで楽しむのが第一ですが，「電子化」の特徴を生かして「検索」によって言葉を調べるような用途もあります．適当な用語で，「青空文庫」全体を検索することも可能．

利点とコメント	著作権は，日本の場合は作者没後50年たった次の年の1月1日に切れます．したがって，2006年の時点では1955年までに亡くなった人のものは切れています．このサイトの電子化は，ボランティアによっています．
作品群の例	有名な作家，たとえば夏目漱石，森鴎外，芥川龍之介，島崎藤村，菊池寛などは主要全作品がほぼ掲載されています．比較的近い世代の作家でも若くして没した人，たとえば太宰治はほとんど全作品が電子化されています．源氏物語も与謝野晶子による現代語訳が掲載されています．超大作大菩薩峠もあります．充分に古い作家でも電子化のあまり進まない場合もあり，徳富蘆花がその例． 　一方，作品も作家の世代もずいぶん古いと認識されますが，長寿だったが故に著作権が切れずに掲載されていないものも少なくありません．武者小路実篤，志賀直哉などがその例です．ミステリー作家の場合も，1949年没の海野十三は掲載されていますが，江戸川乱歩や林譲は掲載されていないのは同じ事情に基づきます． 　ごく一部の作家が，著作権のあるまま作品をここに公開している例があります．外国作家のものは原作の著作権が切れただけでなく，翻訳の著作権が切れているものは掲載されています．さらに，一部はボランティアが翻訳して掲載している例もあります．
注	江戸時代以前の古典はここにはほとんどありませんが，ここに掲示場所が紹介され，リンクしているものも多いので，それを利用すればほとんどすべて入手可能です．
ここからのリンクでみつかるものの例	万葉集・古今集・百人一首などの歌集，落窪物語・御伽草子などの物語，土佐日記・更級日記などの日記，方丈記・徒然草などの随筆，奥の細道をはじめとする松尾芭蕉の作品群，膝栗毛・養生訓・蘭学事始など江戸時代の作品など．
蛇足	つい最近，ここの作品をまとめてDVDにしたものが売り出されました．（野口英司編著『インターネット図書館　青空文庫』はる書房）わずか1500円で，この膨大な作品集（5000弱）ないし「書庫」がまとめて全部入手できます．著作権を70年に延長しようという議論が活発なので，万一そうなった場合の安全弁の意味でもDVDとして発行したようです．

（諏訪邦夫）

医学以外の
一般的なもの

Project Gutenberg

名　　　前：Project Gutenberg
著作権者：?
所在URL：http://www.promo.net/pg/
ダウンロードするファイル名：多種
動作環境，動作確認など：インターネットブラウザあるいはテキストエディター他
行うこと：著作権のきれた作品が歴史の全体にわたって多数掲示されていて，自由にダウンロード可能です．
解凍方法：ほとんどそのままテキスト形式で掲示されており，解凍は不要です．
青空文庫の英語版というか，実はこちらが本家で青空文庫はこれにならったものと言えます．

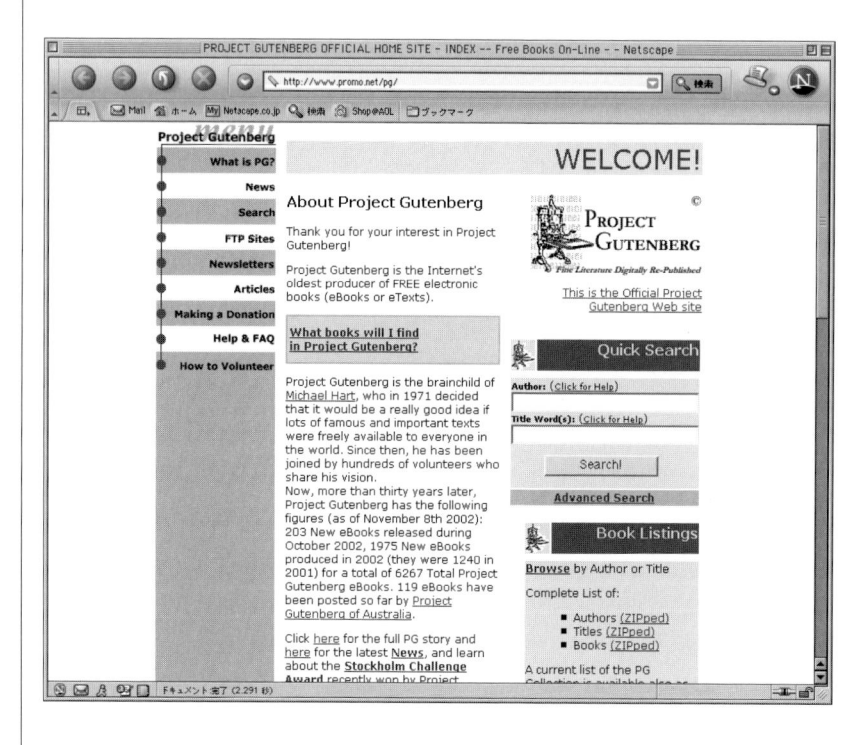

使用方法	ファイルはすべて英語．読み方は自由で，ブラウザで読むことも，テキストエディターやMS-Wordで読むこともできます．
使い道	読んで楽しむのが第一ですが，「電子化」の特徴を生かして「検索」によって言葉を調べる用途も有用で興味深いと感じます．たとえば，コナン・ドイルの作品で「クラーレ」を検索すると「サセックスの吸血鬼」がみつかりました．もっとも，こういう検索は，インターネットに直接"curare"と入れても可能ですが，その場合は量が膨大すぎて手に負えません．"curare"+"Doyle"でも1000件近くひっかかります．

内　　容	青空文庫が明治時代以降中心なのに対して，こちらは極端に範囲が広く，近世・近代はもちろん，古代のもの（ホーマーなど），中世のものも含みます．シェークスピア，ディッケンズ，スウィフト，スティーブンソン，ハーディなどのイギリスの古典や，ホーソン，トゥウェイン，ジャック・ロンドン，ポウなどアメリカの作品などはすべて入手可能です． 　さらに外国作品の英語訳も多数掲載されています．例は 　ロシア語（トルストイ，ドストエフスキー），ドイツ語（ゲーテ，シラー），フランス語（フローベル，バルザック，デュマ），イタリア語（ダンテ，ボッカチョ），スペイン語（セルバンテス），デンマーク語（アンデルセン）などの有名作品がすべて載っています． 　文学作品に限らず，聖書をはじめとする宗教関係のもの，哲学書（カントやニーチェ），歴史書やエッセイ（例：モンテーニュの随想録）などの他，うれしいことに医学書も数少ないながら掲載されています．ハーヴェイの血液循環の英訳（原文はラテン語→英語）がその例
蛇　　足	英語に上達する方法の一つとして「百万語読む」という目標があるそうです．論文を百万語は大変ですが，小説なら読めます．大体の長編小説は10万語のレベルですから，10冊読めばいいわけです．一冊で百万語は無理で，大長編のディケンズの「デイヴィッドカッパフィールド」でも50万語未満，「戦争と平和」（英訳）でやっと70万語程度です．

（諏訪邦夫）

医学以外の一般的なもの

英語の朗読と演説のファイル

名　　前：Audiobooks.org
著作権者：Audiobooks.org
所在URL：http://www.audiobooks.org/
　ここから下の二つに跳べる
　"Top 100 American Speeches"
　http://www.americanrhetoric.com/top100speechesall.html
　"Audiobooks for Free" というタイトル
　http://www.audiobooksforfree.com/screen_main.asp
ダウンロードするファイル名：いろいろ．
動作環境：Windows と Macintosh の音楽プレーヤー
動作確認（機種，OS）：Windows–XP
行うこと：各種の朗読ファイル
解凍方法：解凍不要．すべて MP3 形式

内　容	1）文学作品の朗読：ロビンソン・クルーソーの全文だけは最初の頁に提示されている． 2）有名な演説（ケネディ大統領の就任演説など："Top 100 American Speeches" に） 3）文学作品（"Audiobooks for free" に）：こちらは，"Audiobooks for Free" にあり，全部で550ほどの作品が掲示されている．ドイルのミステリー100篇，ポーとジャック・ロンドンが各35篇などが作品数の多いもの．ガリバー旅行記・トムソーヤ・海底2万リーグなど楽しいもの各種．シェリーのフランケンシュタインも．私には未知の作家名も多い． 4）"Adults" というカテゴリーに「ファニーヒル」がある．
使用方法	リストから自分の好きなもの，興味を惹かれるものをダウンロードして使用しましょう．
備　考　1	1）同一作品で，無料のものと有料のものと分かれる．8bit/sec が "bearable quality"（「何とか聴ける程度の音質」）と書いて無料．後は有料で音質がよくなるにつれて値段が高くなり，64bit/sec が最上質．それでもせいぜい10ドル程度と安い．しかし，私個人は「無料」の質で十分と感じます． 2）作品数が多いが，リストの順序の意味が不明．First Name 順のようにもに見えるが必ずしもそうでもありません．名前を入れて検索するのはもちろん可能． 3）ダウンロードしようとしてクリックすると，プレーヤーが立ち上がって再生が始まってしまうことがあります．そこから保存も可能ですが，試聴なしでダウンロードするならマウスの右クリックで直接ダウンロードできます．図のダウンロードの要領で，知っておくと便利です．

使い方	私自身は，ダウンロードしてからデジタルプレーヤーに転送して使用．
使い道	英語を聴く楽しみ．
利点とコメント	1）朗読の質は概して良好ですが，むしろ使う人の好みに依存しそうです．文章や内容が難解なものは，聴いてもわかりにくいのは当然． 2）ごく少数ですが，パソコンのテキストリーダーを使用しているものがあって，それは満足とは言えません． 3）朗読の質の面で，ガリバー旅行記と海底2万リーグの二つが私の推薦．各々40前後のファイルに分かれ，いずれも10時間以上かかる大物です． <div style="text-align:right">（諏訪邦夫）</div>

著者プロフィール
諏訪邦夫

1961	東京大学医学部医学科卒業
1962	東京大学医学部麻酔学教室入局
1963〜66	Massachusetts General Hospital 麻酔科レジデントおよびハーバード大学助手
1967	東京大学助手,医学部麻酔学教室
1969〜72	カリフォルニア大学助教授,サンディエゴ校医学部麻酔学教室
1973	東京大学助教授,医学部麻酔学教室
1982, 84, 88, 92	コロンビア大学客員教授,麻酔学
1996	帝京大学教授,医学部麻酔学
2002	帝京大学教授,八王子キャンパス

尾崎 眞

1954	沖縄首里に生まれる
1981	旭川医科大学医学部卒業
1981	東京女子医大麻酔科研修医
1983	東京女子医大麻酔科助手
1992	カルフォルニア大学サンフランシスコ校麻酔科リサーチフェロー(この間,体温調節生理学と麻酔管理についてSessler教授に師事)
1994	東京女子医大麻酔科講師
1998	東京女子医大麻酔科助教授
2000	東京女子医大麻酔科主任教授

中心となる専門分野は,
(1) 麻酔と体温調節機構
(2) 麻酔科学の認知科学への応用
(3) 医療におけるコンピュータ利用
(4) 麻酔・集中治療とモニタリング

一言:
MacのCPUがいつの間にかIntelとなり,WindowsがOSとして動かせるように標準でなってしまいつつある今,私は当然のことながら,いつの間にかMacではなくて,Windowsマシンを主に使っています。ただ,IconはやはりMacからの文化であることは忘れてはいません!(キッパリ!(˘o˘))

Webで見つける役立ちサイト
―医科学フリーソフト2―　　　　〈検印省略〉

2006年 6月 1日　第1版発行

定価(本体2,800円+税)

著　者　諏訪邦夫・尾崎　眞
発行者　今井　良

発行所　克誠堂出版株式会社
　　　　〒113-0033　東京都文京区本郷3-23-5-202
　　　　電話(03)3811-0995　振替00180-0-196804

印刷・製本　ソフト・エス・アイ株式会社

ISBN4-7719-0309-3 C3047 ¥2800E
Printed in Japan © Kunio Suwa, Makoto Ozaki 2006

・本書の複製権・翻訳権・上映権・譲渡権・公衆送信権(送信可能化権を含む)は克誠堂出版株式会社が保有します。
・JCLS <㈳日本著作出版権管理システム委託出版物>
本書の無断複写は著作権法上での例外を除き禁じられています。複写される場合は,そのつど事前に㈳日本著作出版権管理システム(電話 03-3817-5670, FAX 03-3815-8199)の許諾を得てください。

URL http://www.kokuseido.co.jp

好評書籍のご案内

文献検索と整理
改訂第2版
パソコンとインターネットをどう利用するか

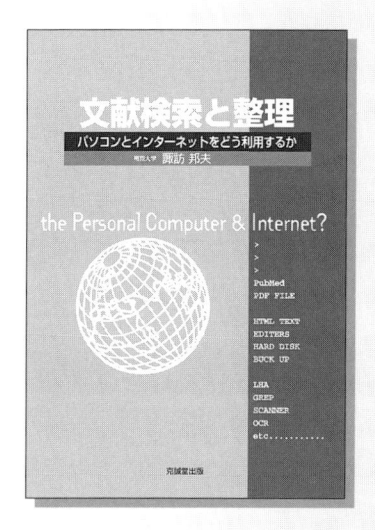

著／諏訪 邦夫

定価2,940円（本体2,800円＋税5％）
B5判　140頁　ISBN4-7719-0248-8

- ●インターネットを利用していかに効率よく文献を検索するか？
  また，そのデータをパソコンでどう整理するか？
- ●PubMedの上手な使い方を解説。
- ●図書館や図書室のCD-ROMからの文献検索の紹介。

Contents

はじめに
　インターネットで文献をみる
　印刷でなくて「ダウンロードを」
　「ダウンロードしたもの」の利用
I．文献を探す
　文献検索とインターネット
　インターネットからの取り方とインターネットの役割：準備
　PubMedとその使い方
　PubMed以外のデータベース
　雑誌の全文が読めることも多い
　日本語文献の検索
　たくさんとり過ぎないために
II．探した文献を処理する
　内容の処理
　個々の論文の扱い
　文献整理の決定版"EndNote"
　テキスト形式とは
　PDFファイル
　HTMLファイルのテキスト化
　エディター
　素晴らしいWZエディター
　タグジャンプの基本
　翻訳ソフトの利用
III．文献を整理・保管・検索する
　ハードディスクを使う
　ハードディスクのバックアップ
　アーカイバ（圧縮）：LHAなど
　「探す道具」：Grep
　ノートパソコン
　タグジャンプによる整理と目次
IV．もっと上手に使うには
　インターネット応用の実例
　スキャナーとOCR
　OCR勉強法
　CD－ROMのいろいろ
　辞書とヴァーチャルCDドライブ
　青空文庫
　「著作権」をどう考えるか

113-0033 東京都文京区本郷3-23-5-202　克誠堂出版株式会社　Tel. 03-3811-0995　Fax. 03-3813-1866

URL http://www.kokuseido.co.jp

教わろうと受身でいないで自分でトレーニングしよう！

英会話はスポーツだ

著／諏訪 邦夫

定価 1,890 円（本体 1,800 円＋税 5％）
新書判　180 頁　ISBN4-7719-0300-X

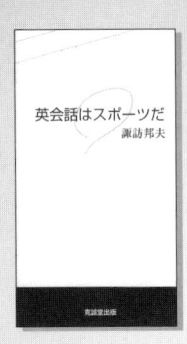

英会話のアプローチにはいろいろな方法があります。
いろいろ試みて自分に合ったものを実践しましょう。
社会人，中高年でも仕事の余暇にできるトレーニングを伝授！

Contents

第 1 章　英語を楽しくマスター
1. 英語を「楽しもう」
2. 楽しむための情報源
3. CDを1枚
4. 歌を楽しもう
5. 耳と口とそれに「手」も使おう
6. 「苦しみ」はひとつだけ：単語
7. 短文を覚えるのは楽しい
8. 小説に1冊挑戦しよう

第 2 章　英会話1人勉強法
1. 英会話は日本で身につけよう
2. 「道を訊いてわからない」理由
3. 「聴くだけ」はつまらない
4. いろいろな手を使おう
5. 英会話のマスターはトレーニングで

6. モーツァルトを聴いても弾けるわけではない
7. 英文を高速でつくる
8. 英語は「口に出してマスター」しよう
9. 発音にこだわらなくていいけれど
10. 「反応」で注意したいこと

第 3 章　実践英会話
1. 機会を捉える
2. ホームステイの利点と問題点
3. 英語の試験を受けよう
4. パソコンを英語の勉強に使う
5. 留学しよう
6. 努力はダサくない
7. 中年からでも勉強できる
8. 英語の能力を維持しよう
9. 英会話学習「べからず」集

論文を書いてみたいが，とても大変そうだとしり込みしている方へ！

論文を書いてみよう！

著／諏訪 邦夫

定価 1,890 円（本体 1,800 円＋税 5％）
新書判　220 頁　ISBN4-7719-0303-4

「論文を書く内容はすでにある」「研究会では発表した」
　でも
「論文は書いたことがない」「書き方がわからないので書く気になれない」
　という状況にある方々に本書は手をさしのべます。

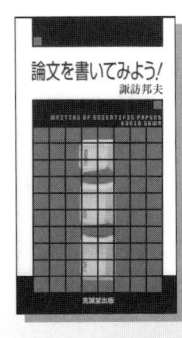

論文執筆初心者のための How to が満載！
論文作成の始めから終わりまで懇切丁寧に道案内。

Contents

序章
1. 世に知らしめるには発表が必要
2. ベートーヴェン式で行こう
3. 文章を書く手順と練習
4. 投稿雑誌をどう決めるか
5. 日本語論文の意義は専門医の資格に
6. 学位論文が特にむずかしい理由

囲み記事：小説家とピアニストの苦労

第 1 章　論文を構成する要素と技術
第 2 章　コンポーネントをつくる技術
第 3 章　原著論文以外のもの
第 4 章　パソコンの利用
第 5 章　英文を書く
第 6 章　投稿まで仕上げる
第 7 章　査読に答える
第 8 章　完成した論文のその後

113-0033 東京都文京区本郷 3-23-5-202　克誠堂出版株式会社　Tel. 03-3811-0995　Fax. 03-3813-1866